闵行区科普基金资助项目

出院病人健康教育与中医调养丛书

儿科出院病人
中医调养

总 主 编　孙文善

本册主编　王　虹　王大连

编写人员（以姓氏笔画为序）

王　虹　王大连　孙文善

U0251094

复旦大學 出版社

图书在版编目(CIP)数据

儿科出院病人中医调养/王虹,王大连主编. —上海:复旦大学出版社,2017.6
(出院病人健康教育与中医调养丛书/孙文善总主编)
ISBN 978-7-309-12974-8

Ⅰ.儿… Ⅱ.①王…②王… Ⅲ.小儿疾病-中医疗法 Ⅳ.R242

中国版本图书馆 CIP 数据核字(2017)第 111322 号

儿科出院病人中医调养
王 虹 王大连 主编
责任编辑/傅淑娟

复旦大学出版社有限公司出版发行
上海市国权路 579 号 邮编:200433
网址:fupnet@ fudanpress. com http://www. fudanpress. com
门市零售:86-21-65642857 团体订购:86-21-65118853
外埠邮购:86-21-65109143 出版部电话:86-21-65642845
上海华教印务有限公司

开本 890×1240 1/32 印张 5 字数 119 千
2017 年 6 月第 1 版第 1 次印刷

ISBN 978-7-309-12974-8/R・1616
定价:20.00 元

丛书编写顾问委员会

（以姓氏笔画为序）

王余民　王晓明　牛建英　向　明
许　澎　何家扬　何胜利　陈亚萍
查　英　洪　洋　揭志军　靳　峥
蔡元坤　潘勤聪

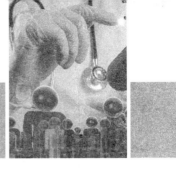

总　序

随着现代医学的不断发展，人民生活水平的逐步提高，以及老龄化社会的到来，我国疾病谱亦发生了明显的变化。现在，严重威胁人民生命和健康的慢性非传染性疾病（简称慢性病，如高血压、冠心病、脑卒中、恶性肿瘤、糖尿病）已成为全世界的突出问题。近年来，我国心脑血管疾病、恶性肿瘤等重大慢性病发病率快速增长，发病年龄明显提前，慢性病的死亡人数已占总死亡人数的70％以上，并呈持续上升趋势，约25％的城市居民患各种慢性病。慢性病已成为我国城乡居民死亡和生活质量下降的主要原因。健康教育的缺失，导致三率偏低（知晓率、治疗率、控制率），这是慢性病患病率上升的主要原因之一。

长期以来，卫生医疗部门一直将院前急救、在院治疗作为医院工作的重点，而普遍忽视了病人出院以后的康复随访或后期治疗。另外，由于目前我国医疗条件及医疗资源有限，医院治疗只是其中的一个重要阶段，为此医生一般会在病人住院期间教授各种功能锻炼方法和出院后注意事项。但有些病人并不注意医生的提醒，出院后造成一些不应出现的后遗症或疾病复发。出院后病人存在的主要问题包括：①缺乏用药指导及自身疾病的康复知识；②缺乏饮食起居方面的保健知识，仅从电视上获得零星的养生教育；

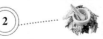

③容易受到各种媒体广告影响,盲目服用保健品或追求新的治疗方式;④缺少营养指导和心理疏导,病人存在一定的无助和孤独感。

健康教育是通过有计划、有组织、有系统的社会教育活动,使人们自觉地采纳有益于健康的行为和生活方式,消除或减轻影响健康的危险因素,预防疾病,促进健康,提高生活质量。健康教育的核心是教育人们树立健康意识、促使人们改变不健康的行为生活方式,养成良好的行为生活方式,以降低或消除影响健康的危险因素。通过健康教育,能帮助人们了解哪些行为是影响健康的,并能自觉地选择有益于健康的行为生活方式。因此,通过出院后的健康教育,不但可以解答病人出院后的有关疑问,对其正规服药、培养良好的生活方式、提高生活质量起到了一定的干预作用。

中医调养是指通过各种方法在疾病的康复过程中以中医方式增强体质,使病情尽快治愈,预防疾病复发,从而达到提高生活和生命质量的一种健康活动。中医调养有食养、药养、针灸、按摩、气功等丰富多样的技术和方法,这些方式具有简、便、验、廉、安的特点,能够更好地发挥整体调节、综合干预的优势,更适合脏腑功能减退、代谢功能较差、出院之后的广大人群。随着经济的高速发展,民众对生活质量和健康水平的要求也越来越高。临床实践表明,出院后病人对中医调养信息具有强烈的渴求,对身体健康、寿命延长充满渴望。在病人出院后康复过程中,医生和药物所起的作用较少,身体的恢复更多依赖于自我调节,也就是修复自愈力的过程。尽量依靠内力来治愈疾病,这是中医的根本宗旨,也是医疗的至高层次,传统的中医养生理论正好合乎世人的需求。

然而,在中医养生热潮下,由于缺乏相应的专业指导信息,很多错误的保健信息误导着出院之后的病人。众多非医学专业出版社出版的有些养生书籍,编辑缺乏相关专业知识背景,导致养生图书市场良莠不齐,甚至出现相互矛盾的宣传。因此,专业医务人员注重专业书籍的撰写,对健康养生科普,特别是中医养生科普的忽视,也是当前养生市场混杂的因素。病人出院后缺乏相关的健康教育和养生书籍,往往易受非专业书籍和媒体的影响,盲目进补和排毒,导致错误的身体调养,甚至疾病加重。

本丛书主要针对出院病人这一特殊群体和阶段,给出了在该阶段需要的健康教育和中医调养指导,实现了医院健康教育的延续;丛书根据调查需求,按照病种进行健康教育和中医调养指导,方便病人和家属查阅和使用,更具有实用性;丛书内容将现代健康教育和中医调养相结合,既具有科学性和先进性,又具有丰富的传统文化内涵,符合大众养生保健的实际需求。

本丛书首先通过对各科室医务人员和病人、家属等进行调查,了解出院后病人的需求和经常遇到的问题,总结影响疾病出院后康复和复发的各类因素,联合疾病相关医学专家、中医学专家、护理专业人员共同撰稿,形成一系列的科普书籍出版,向病人及亲属系统介绍出院后各类疾病的健康用药指导和中医调养知识。通过健康教育与中医养生的有机结合,使出院后的病人与家属按图索骥,及时获得疾病相关的健康教育和中医调养知识,减少盲目就医和保健品滥用。本丛书的出版,希望有助于病人疾病的护理和康复,提高病人生活和生命质量,而且对提高大众对健康教育和中医学的认知,减少疾病的发生也具有重要意义。

在本丛书编写过程中,得到复旦大学附属上海市第五人民医院各级领导以及各位专家的大力支持,在此一并致谢。由于本丛书涉及科室和人员较多,编撰过程中在内容和编排方面有不当之处,敬请读者批评指正,以便再版时修订。

孙文善

复旦大学附属上海市第五人民医院

2016 年 12 月

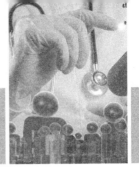

目　录

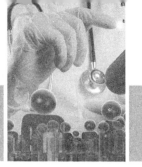

第一章
病毒性心肌炎

病毒性心肌炎是病毒侵犯心脏引起的以心肌炎性病变为主要表现的疾病,有时病变也可以累及心包或心内膜,其病理特征为心肌细胞的坏死或变性。以肠道病毒如柯萨基病毒(B组和A组)、埃可病毒、流感和副流感病毒、麻疹病毒、单纯疱疹病毒及流行性腮腺炎等引起的心肌炎最常见。近年来发病逐渐增多,各年龄均发病,但以学龄前及学龄儿童多见,好发于夏、秋季。多数病例在起病前1~2周或同时有上呼吸道感染或消化道感染的前驱病史。临床表现轻重不一:轻者仅似"感冒"样表现,或表现为神疲乏力、面色苍白、心悸、气短、肢冷、汗多、胸闷等不适;重者很快出现心力衰竭、心源性休克、严重心律失常甚至猝死。本病若得到及时有效的综合治疗,绝大多数患儿预后良好。

本病的发病机制尚不完全清楚。有研究报道病毒性心肌炎发病机制涉及病毒对心肌细胞的损害和病毒触发人体自身的免疫反应而引起的心肌损害。病毒通过受体和心肌结合,在细胞内复制,导致心肌变性、坏死、溶解。病毒感染机体,激活细胞和体液免疫,产生抗心肌抗体、白介素、肿瘤坏死因子和干扰素,促使细胞毒T细胞损害心肌。

病毒性心肌炎的患儿出院后,要遵医嘱给予营养性心肌药物,向患儿及家长讲明药物治疗的重要性,按时服药,坚持服药。一般心肌炎出院后1个月、3个月、6个月、1年时,应分别到医院复查一次,尤其是有心律失常如期前收缩(早搏)、心动过缓的患儿,更要定期做心电图检查,以调整抗心律失常药物的剂量。疾病流行期间勿去公共场所,以防感染。加强营养,增强抵抗力,保持心情舒畅,生活规律,睡眠充足,防止过度劳累。如果患儿有心前区不适、疲乏、发热等症状时,应及时去医院就诊。

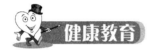

一、饮食指导

1. 病毒性心肌炎患儿出院后有哪些饮食禁忌?

病毒性心肌炎患儿忌暴饮暴食,须少食多餐,不宜进食过饱,尤其是晚餐,以免增加心肌负担。不吃肥甘厚腻、辛辣燥热刺激性食物,不饮浓茶、咖啡,忌食熏烤、煎炸之品,如烧烤、薯片、辣椒、胡椒、油条等。油腻、高脂肪食物不利于消化吸收,大大加重心脏负担,使腹部胀气,膈肌位置升高,不利于心脏的正常收缩和舒张。

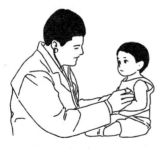

辛辣刺激性食品使心跳加快,增加心脏负担,且这类食品能导致大便秘结,因排便困难过于用力,可加重心脏负担。便秘的患儿更不适宜食用。浓茶、咖啡对神经系统有刺激作用,会使人血压上升,心跳加快,对心脏产生负担。

2. 针对病毒性心肌炎患儿的饮食指导有哪些?

患儿需合理搭配膳食,给高热量、营养丰富、低脂肪、高维生素、易消化的饮食。尽量少食多餐,进食在八分饱即可,避免过度的食物消化带给心脏压力。可食用莲子、大枣、山药、桂圆、甲鱼。黄梅天气,患儿往往症状明显,可以食沙参加玫瑰花、老鸭汤。饮食宜高蛋白质、高热量、高维生素、低脂肪,多食葡萄糖、蔬菜、水果,摄入富含维生素C的食物。患儿适当限制食盐摄入,特别是心功能不全时,适当限制食盐和水分的摄入。可以吃点食性温热的食物,如牛肉、羊肉、甜食、红枣、荔枝等,但要根据身体状况酌情进行温补,可适当服用太子参、生晒参等以促进心肌代谢与修复。

3. 为什么病毒性心肌炎患儿需要预防便秘?哪些食物可以预防便秘?

病毒性心肌炎患儿需要预防便秘,养成每日排便的习惯,所以要多吃富含有维生素的食物,尤其多吃新鲜蔬菜与水果,加大纤维素食物摄取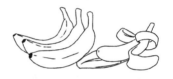量。可进食润肠水果,如香蕉、蔬菜等。防止便秘问题带来的心脏负荷。3天未解大便者应该用开塞露通便,避免用力排便,以防止诱发心律失常。

二、运动指导

1. 病毒性心肌炎患儿适合运动吗?

病毒性心肌炎患儿应尽早卧床休息,急性期卧床休息不少于1个月,在恢复期也应继续限制患儿活动一段时间和活动量,出院后病毒性心肌炎患儿体力恢复通常需4~6个月。这期间患儿应保证充足的睡眠,避免参加剧烈体育活动,如跑步、跳高、跳远等。上学的孩子应免体育课,要视身体状态逐渐增加运动量及运动强度以不出现心慌胸闷为标准。待病情彻底稳定后,如果症状、体征和实验室检查有好转,可适当活动。活动过程中应观察脉搏、血压的变化,以活动后不出现胸闷、心悸、呼吸困难、心律失常等为宜。一旦出现上述症状应立即停止活动,并应及时咨询医生。

2. 为什么说孩子的休息对病毒性心肌炎康复十分重要?

病毒性心肌炎一旦确诊,卧床休息应不少于1个月,待心电图及X线变化恢复正常,病情彻底稳定后再逐渐起床适当活动,但不可剧烈运动。剧烈运动、过度劳累不但会增加心脏负荷,也会诱发心力衰竭(心衰)和心律失常,更严重的会导致猝死。休息的目的是为了减轻心脏负担,防止心脏扩大和病情进一步恶化。

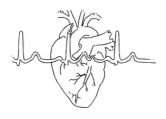

通过休息,人体需要的血流量减少,心脏的工作量也随之减少,休息可减轻或消除呼吸困难,减慢心率,使心脏耗氧量降低,有轻度心衰者有时仅通过休息便可达到控制心衰的目的。反之,有些程度较轻的心衰病人,由于不注意休息,可引起急性肺水肿或急性左心衰竭。因此,适当的休息对于心肌炎并发心衰患儿也有极其重要的意义。

3. 病毒性心肌炎患儿可以适当进行哪些体育运动?

虽然病毒性心肌炎急性期必须卧床休息,禁止体育锻炼。但是,一旦病毒性心肌炎恢复,则不宜给予无限制的休息,过度的休息对疾病康复也是不利的。长期卧床弊多利少,会引起一系列的不良反应,如肌肉萎缩、全身疼痛、消化不良、食欲不振、大便秘结、抵抗力下降、心脏储备能力下降等。一旦恢复,要根据患儿症状、体力恢复情况,逐渐增加活动量,以不感到劳累为度。活动量不宜一下子增加过大、过快,要循序渐进,量力而行。对一些暂时还需卧床休息的患儿,也应鼓励其在床上活动,如常做深呼吸运动及下肢被动或主动运动。

病毒性心肌炎恢复后进行适当的体育锻炼对心肌炎康复是有益的。它促使心脏的小血管扩张改善心肌的供氧状况,改善血液中脂质代谢；能使心率减慢，心搏加强，泵血携氧能力增强，改善心肌新陈代谢，提高心肌的工作能力和心脏的代谢功能；能使体重减轻，避免肥胖而增加心脏负担；能降低心脏肾上腺素能的过分活动，调节神经精神活动状态，消除精神紧张和疲劳。病毒性心肌炎患儿不宜采取剧烈运动的锻炼方式，一般采取散步、做操等方式。

4. 为什么说散步对病毒性心肌炎患儿是最方便、最安全的运动方式？

散步运动量较小，对刚恢复的患儿尤其适合，是最方便、最安全的运动方式。散步有许多益处，可以使大脑皮质的兴奋、抑制和调节过程得到改善，从而消除疲劳，减少忧虑，增加睡眠；通过散步促进胃肠蠕动，改善消化功能，调整食欲；散步时肺的通气量比平时增加一倍以上，有利于呼吸系统功能的改善，增加肺活量；同时也可以使心肌收缩力增强，外周血管扩张，增强心脏功能。步行时应昂首挺胸，两手摆动，使身体各个部分都得到舒展。步子的快慢可根据健康状况而定，以不感到疲劳为度。开始时可以按平时走路的速度为起点，然后逐渐提高速度，加大步伐，延长时间和距离。散步花的时间比速度更重要。每天至少 2 次，每次至少在 20～30 分钟。必须长期坚持，方能获得效果。

做操，动作柔和，节奏稳定，也是比较适宜心肌炎患儿的运动。若能结合散步，则效果更佳。运动量的大小也应根据病情和体力而定。

三、 用药指导

1. 病毒性心肌炎患儿出院后还需要继续服用药物吗？

病毒性心肌炎患儿出院后并不意味着完全康复，仍然需要一段时间痊愈，因为病毒平时可潜伏在患儿体内不致病，但当遇有发热、疲劳、精神紧张时仍可再次侵犯心肌，所以出院后病毒性心肌炎患儿除了保证充足睡眠、避免参加活动、注意饮食外,在恢复期患儿仍需要继续服用营养心肌、清除氧自由基药物,如维生素 C、维生素 E、辅酶 Q10 等,疗程 4～6 个月。如果伴有心律失常,需要继续服用抗心律失常药物,具体服用多长时间还需要根据心肌炎的恢复情况、复查的心电图及心肌酶谱等决定。如果同时配合中药治疗效果更佳。总之,要根据医生医嘱来决定服药量和时间,不可随意停药。

2. 为了改善病毒性心肌炎患儿的免疫功能,还可以用什么药?

丙种球蛋白辅助治疗小儿病毒性心肌炎可提高治疗效果,并且能有效改善患儿的免疫功能。可以用丙种球蛋白通过免疫调节减轻心肌细胞损害,剂量为 2 g/kg,2～3 天内静脉注射。可维持疗效 3～4 周。

四、护理指导

1. 在生活中如何护理病毒性心肌炎患儿?

要与感染患儿隔离,同时对恢复期患儿注意保暖,避免增加感染的机会,居住的房间要开窗通风。病毒性心肌炎患儿常影响日常的生活、学习,容易产生焦虑、烦躁、恐惧等情绪或脱离集体等孤独心理,家长应注意安慰患儿,给予更多的关心,消除其焦虑、恐惧等不良情绪,使患儿安心静养。调整患儿对学习、治疗的心态,并指导患儿掌握自我排除不良情绪的方法,如转移法、音乐疗法、谈心法等,帮助患儿树立战胜疾病的勇气和信心,更加乐观积极地治疗。

患儿应尽量避免左侧卧躺,病毒性心肌炎心率高于正常心率,如患儿左侧卧躺就会使心脏搏动加重,使心悸现象加重。注意监测脉搏、心率等。应多睡眠与休息,避免体力过度消耗,刺激心脏。

在饮食方面,给以高热量、高蛋白质、维生素丰富、清淡易消化、营养丰富的饮食,少量多餐,多食新鲜蔬菜及水果(含维生素 C),但不要暴饮暴食,以免胃肠道负担过重,机体抵抗力下降。

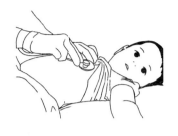

根据医嘱继续服用营养心肌的药物,按时服药,坚持服药,出院后定期至医院检查。保持大小便通畅,防止便秘发生,以免加重心脏负担。

2. 预防呼吸道感染对病毒性心肌炎的治疗和防治非常重要,如何预防呼吸道感染?

呼吸道感染是病毒性心肌炎发生、病情反复的主要原因,因此预防呼吸道感染对病毒性心肌炎的治疗和防治显得非常重要。

患儿的居室应保持空气清新、流通,定期通风换气,病室空气每日紫外线消毒 1 次,病室地面每天用消毒液擦拭 2 次,对氧气装置、雾化装置等每天进行消毒处理。限制探视陪护人员,禁止有呼吸道感染人员探视和陪护患儿。尽量使用静脉留置针,减少患儿痛苦及抵触情绪。预防病毒性心肌炎应针对以上原因注意家庭居室的清洁卫生,尽量避免接触感染人群,注意调整儿童的紧张情绪,坚持体育锻炼,处理好学习与运动的关系。

3. 病毒性心肌炎患儿出现哪些情况需要警惕?

若发现孩子出现心慌、心前区不适、长叹气、乏力等表现,应尽快带孩子去医院就诊,做心电图、心肌酶、X 线、心脏超声等检查,以确定孩子是否患了病毒性心肌炎。若出现心率明显增快或减慢,严重的心律不齐、呼吸急促、面色青紫等现象,应立即呼叫"120",入院行抢救治疗。

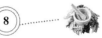

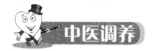

1. 中医认为小儿病毒性心肌炎是怎么回事？

小儿病毒性心肌炎表现为神疲乏力，面色苍白，心慌，气促，四肢发冷，出汗等，根据临床表现，可将其归属于中医"心悸""胸痹"等范畴。

中医认为，小儿病毒性心肌炎发病的内在因素是正气亏虚，而情志、疲劳、外感等为发病的诱因，病变脏腑以心肺两脏为主，病久可涉及脾、肝、肾等脏器，痰浊、瘀血为病变过程中的病理产物，耗气伤阴为主要的病理变化。发病病机主要在小儿肺脏娇嫩，正气不足，外感风热之邪或湿热之邪，卫外不固，邪毒侵肺袭心。由于心肺同居上焦，肺朝百脉与心脉相通，故肺经郁热，浸淫于心，热毒之邪灼伤心阴，耗伤心气，气血不畅，心脉瘀阻，故常常于外感之时或稍后，出现心慌、胸闷、气短、动则加剧的症状。

2. 病毒性心肌炎在中医辨证上可分为哪些证型呢？

中医学上，根据病毒性心肌炎发作的病因病机、临床症状、伴随情况、舌苔、脉象等，将其分为气阴两虚型、痰瘀互阻型、心阳不足型、气虚血瘀型4种。

3. 出院后的病毒性心肌炎患儿中医如何治疗？

一般出院后的病毒性心肌炎患儿多以虚证或虚实夹杂为主，治疗上以扶正祛邪、调和气血为主要原则。若心阳不足者，以益气养心为主；若气阴两虚者，以益气养阴为主；若痰瘀夹杂者，以活血化瘀，化痰通络为主；若气虚血瘀，以益气活血为主。

4. 哪些病毒性心肌炎患儿可以辨证为气阴两虚型？又该怎么辨证调养呢？

一般该证型患儿心慌，神疲乏力，头晕，手足心发热，口渴烦躁,睡眠差,舌红苔少。可服用生脉散、炙甘草汤益气养阴,其中太子参、麦冬、炙甘草等益气养阴,生地黄、阿胶滋阴养血。若患儿口渴烦躁明显,加用生山栀、竹叶、莲子心等清热生津。若患儿睡眠差,加用酸枣仁、远志等安神养心。

5. 哪些病毒性心肌炎患儿可以辨证为痰瘀互阻型?又该怎么辨证调养呢?

一般该证型患儿头晕,心慌,胸闷,气短,胸痛,时有恶心呕吐,咳嗽,有痰,或者气喘。可服用瓜蒌薤白半夏汤加减以活血通络,化痰宽胸,其中全瓜蒌、薤白、姜半夏、丹参等宽胸化瘀。若患儿痰多,可加用陈皮、象贝母等止咳化痰。若患儿有唇甲、舌质偏紫等瘀像明显,加用桃仁、红花等。

6. 哪些病毒性心肌炎患儿可以辨证为心阳不足型?又该怎么辨证调养呢?

该证型患儿一般表现为心慌不安,面色不佳,头晕眼花,乏力,易出汗,怕冷,肢体不温,睡眠差。可服用桂枝甘草龙骨牡蛎汤加减以温阳通脉,养心安神。其中桂枝、炙甘草温阳通脉,龙骨、牡蛎安神止汗,太子参、黄芪等益气健脾。若患儿怕冷明显,加用少剂量附子温阳散寒。若患儿睡眠差,加用酸枣仁、五味子等安神养心。

7. 哪些病毒性心肌炎患儿可以辨证为气虚血瘀型?又该怎么辨证调养呢?

该证型患儿一般表现为心悸不安,胸闷不适,面色不华,唇色紫暗,气短乏力,舌质暗或有瘀斑。可服用补阳还五汤益气养心,活血通脉,其中黄芪、当归健脾益气,养心补血,赤芍、川芎、地龙活血通络。若胸闷明显,加瓜蒌、郁金宽胸理气。若心悸不安明显,加酸枣仁、五味子养心安神。

8. 出院后的病毒性心肌炎患儿可以服用哪些中成药?

(1)生脉饮口服液

功效主治:益气复脉,养阴生津。用于气阴两虚,心悸气短,脉微自汗。

用法用量：每次 10 ml 口服，每天 3 次。

（2）天王补心丹

功效主治：滋阴清热，养血安神。用于阴虚血少，心悸怔忡，虚烦睡眠不安，神疲健忘，或梦遗，手足心热，口舌生疮，大便干结，舌红少苔，脉细数。

用法用量：每次 6 g 吞服，每天 3 次。

（3）黄芪颗粒

功效主治：补气固表。用于心阳不足、气阴两虚者，症见气短心悸，自汗，体虚水肿。

用法用量：每次 1 包冲服，每天 3 次。

（4）复方丹参滴丸

功效主治：活血化瘀，理气止痛。用于气滞血瘀所致的胸痹，症见胸闷、心前区刺痛。

用法用量：每次 3 粒，每天 3 次。

（5）荣心丸

功效主治：具有益气养阴，活血化瘀，清热解毒，强心复脉作用。适用于气阴两虚或气阴两虚兼心脉瘀阻所致的胸闷、心悸、气短、乏力、头晕、多汗、心前区不适或疼痛的病毒性心肌炎患儿。

用法用量：口服，每次 2～4 丸，每天 3 次，或遵医嘱。

9. 按摩哪些穴位可以辅助治疗病毒性心肌炎患儿？

（1）按揉心俞

定位：第 5 胸椎棘突下，旁开 1.5 寸。

操作：患儿俯卧位，家长以拇指按揉心俞穴并直推至膈俞穴，反复操作 1～3 分钟。

主治：胸闷心悸，气短，乏力患儿。

（2）按揉内关

定位：位于前臂掌侧，当曲泽与大陵的连线上，腕横纹上 2

寸,掌长肌腱与桡侧腕屈肌腱之间。

操作:患儿仰卧位,家长以指按揉双侧内关穴各 1 分钟。

主治:胸闷心悸,气短患儿。

(3) 分推膻中

定位:位于前正中线,平第 4 肋间,两乳头连线的中点,在胸骨体上。

操作:患儿仰卧,家长用两手拇指桡侧,以膻中穴为中心向两侧分推,反复操作 15～30 次。

主治:胸闷心慌患儿。

(4) 补脾经、按揉足三里

定位:补脾经就是循小儿拇指桡侧边缘向掌根方向直推。足三里:位于小腿外侧,犊鼻下 3 寸,犊鼻与解溪连线上。

操作:补脾经 300 次,按揉足三里 1 分钟,每天一次。

主治:心阳不足型患儿,症见胸闷,心慌气短,乏力,面色白,动则出汗,甚则大汗淋漓,四肢发冷。舌质淡、苔薄白。

10. 针对病毒性心肌炎患儿的饮食药膳有哪些?

(1) 参芪肘子:用于心气不足,心慌胸闷者。

原料:太子参、黄芪各 30 g,猪肘子 1 个。

做法:将太子参、黄芪、猪肘子洗净,上笼蒸烂后,早晚服用。

(2) 燕窝枸杞汤:有补益肝肾、养阴润燥作用。

原料:枸杞子 20 g,大枣 10 枚,燕窝 15 g,麦冬 10 g,冰糖100 g。

做法:将枸杞子、红枣、麦冬、燕窝放入 100 g 冰糖中,用文火煎汤后饮用。

(3) 参枣桂姜粥:适用于心慌、出汗、怕冷、气促胸闷等。

原料:太子参 10 g,红枣 5 枚,桂枝、干姜各 6 g,大米 50 g,牛奶及红糖适量。

做法:将太子参、大枣、桂枝、干姜放入水中煎,取汁,同大米煮为稀粥,待熟时调入牛奶、冰糖,再煮 1～2 分钟即可服用。

11. 哪些草药对病毒性心肌炎有调节免疫的治疗保健作用？

小儿病毒性心肌炎是由于病毒介导的免疫作用使机体的免疫功能及免疫调节机制发生改变。研究证实，黄芪、麦冬具有益气养心，调节免疫的作用。黄芪可通过多种机制对心肌细胞具有保护作用，加强心肌收缩力，扩张冠状动脉，能改善小儿病毒性心肌炎的疗效，可抑制柯萨奇 B3 病毒，具有明显抗病毒和免疫调节作用。麦冬能增强心肌收缩力和心脏泵的功能，并通过免疫调节作用降低心律失常的发生率。平时可应用黄芪、麦冬泡水、炖煮服用。

12. 哪些草药有抗病毒作用？

小儿病毒性心肌炎的发病与各种病毒感染密切相关，是因病毒进入心肌细胞而发病。因此，在病毒性心肌炎急性期可服用一些抗病毒草药，如金银花、板蓝根、连翘、大青叶、黄芩、鱼腥草、黄连等。这些中药具有清热解毒功效，能抑制病毒的产生。

13. 平时服用哪些保健品或成药以保护心脏？

心肌炎患儿可服用辅酶 Q10 一段时间保护心脏。平时多补充维生素 C、维生素 E 等，可口服小儿善存片，每天一片。辅酶 Q10 作为心肌代谢复活药可提高氧的利用率，抗氧自由基，消除细胞毒性，改善心肌能力代谢，减少心肌损伤，保护心肌细胞，改善心功能。小儿善存片中含有多种维生素及矿物质，其中维生素 C 具有抗氧化、清除自由基作用，修复心肌细胞，增加心肌收缩力，改善心功能。

14. 日常生活中怎样预防病毒性心肌炎发作？

平时注意预防上呼吸道感染（感冒）、咳嗽等病毒感染，避免劳累、受凉，保持空气流通。按时疫苗接种。病毒性心肌炎患儿出院后以休息为主，休息半年左右，避免体力活动、预防感染。

15. 上呼吸道感染（感冒）会引发病毒性心肌炎吗？

病毒性心肌炎是孩子感冒后并发的一大险情。上呼吸道感染大多源于病毒侵袭，导致上呼吸道感染的柯萨奇病毒、流感病毒、腺病毒、埃可病毒等各种病毒也同时是导致病毒性心肌炎的病原体，这些病毒对心肌细胞有特殊的亲和力，在引起呼吸道炎症的同时也损害心肌，从而引发病毒性心肌炎。

大多数病毒性心肌炎发病前一段时间都有上呼吸道感染的症状，如发热、咳嗽、咽痛、鼻塞流涕，全身不适、恶心呕吐、腹痛、腹泻，有些还有关节痛、肌肉痛。随着这些症状逐渐好转或消失，心脏异常的征象开始出现：心跳加快或明显减慢，或者出现停搏，不规则。孩子精神萎靡、苍白、乏力、多汗、食欲不振或伴恶心、呕吐、上腹痛等，年长儿会诉说头痛、头晕、心悸、胸闷，心前区不适或疼痛，严重者还可见到水肿、活动受限、不能平卧、气急喘促等心脏功能不全的症状。如果感染病毒性疾病后发现胸闷或心动过速，最好就医以排除急性病毒性心肌炎。急性病毒性心肌炎如果不及时治疗，会危及生命。病毒性心肌炎反复发作可转变为慢性心肌炎、心肌病，危害终身。

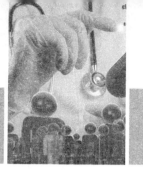

第二章
过敏性紫癜

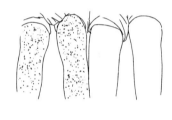

过敏性紫癜是一种以小血管炎为主要病变的血管炎综合征,临床表现为特征性皮疹,常伴关节痛、关节积液、腹痛、便血及蛋白尿、血尿。以年长儿,尤以学龄期儿童发病者多,最小年龄3个月。

过敏性紫癜有一定的遗传倾向,感染(病毒、细菌、寄生虫)、药物(抗生素、水杨酸类、苯巴比妥)、食物过敏(蛋类、鱼虾、牛奶)、疫苗接种、花粉过敏、蚊虫叮咬等均可成为本病的发病诱因。这些尚未明确的感染源或过敏原作用于具有遗传背景的个体,使具有敏感素质的机体发生变态反应,产生自身抗原,继而产生相应抗体,形成抗原抗体复合物,沉积于全身的小血管壁,引起以血管炎为主的病理改变。因此,本病属自身免疫性疾病。

过敏性紫癜多急性发病,多数患儿发病前1～3周有上呼吸道感染史,可伴有低热、食欲不振、乏力、头痛等全身症状。病程中反复出现皮肤紫癜为本病特征,多见于四肢及臀部,对称分布,伸侧较多,分批出现,也可发生于面部,躯干部罕见。初起为小型荨麻疹或粉红色斑丘疹,压之褪色,继而色泽加深,形成红斑,红斑中心发生点状出血,颜色由粉红色渐变成暗紫色,即为紫癜。紫癜可融合成片,最后色泽变为棕色而消退,不留痕迹。此外,尚有多形红斑和结节性红斑。血管神经性水肿可见于头部、眼睑、唇部、手足、肾及会阴部。有时肿胀处可有压痛。半数以上患儿出现反复的阵发性腹痛,疼痛剧烈,可伴有呕吐,部分患儿有黑便或便血,膝关节、踝关节、肘关节、腕关节肿痛,甚至出现血尿、蛋白尿、水肿、血压高等紫癜性肾炎。

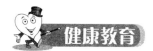

一、饮食指导

1. 过敏性紫癜患儿不能吃哪些食物?

过敏性紫癜患儿要避免食用容易导致过敏的食物,如鱼、虾、蟹及其他海产品,羊肉、牛肉,鸡蛋、牛奶等奶制品,腌肉、腊肉及火腿肠等腌制品,辛辣、刺激性食物,如大葱、大蒜、韭菜、香菜、辣椒、胡椒等调味品,花生、瓜子、核桃等坚果类,各种饮料、小食品和含酒类饮品。异地、海外进口、反季节、长期储存的蔬菜、水果也尽可能不要吃,如榴莲、芒果、龙眼、荔枝、木瓜、蚕豆、菠萝等南方水果,不适于北方患儿食用。过敏性紫癜患儿最好不要食用从未吃过的新鲜花蕾之类的蔬菜,植物花粉也是一种常见的致敏物,某些化学物质如药物、食品添加剂也容易引起过敏。一旦发现患儿对某种食物过敏,应终身禁用这种食物,甚至这种食物接触过的炊具和餐具也不宜使用。

饮食忌肥腻,每餐切忌过饱,不吃生冷、硬、油炸、粗食及粗纤维多的食物,如芹菜、油菜、笋、韭菜、菠萝等。这些食物可磨损胃肠黏膜,避免加重胃肠道负担,诱发或加重胃肠道出血。

2. 过敏性紫癜患儿可以服用哪些食物，注意些什么？

首先，过敏性紫癜患儿饮食应精细加工，清淡、富含营养易消化吸收，如米汤、稀饭、烂面条、软米饭、软馒头等。病情缓解后可先少量加一些普通蔬菜如炒土豆、白菜、油菜、西红柿、荸荠、荠菜、荷叶等，先给一种以后逐步加量，增加品种，也可少量吃些普通的较新鲜水果，如西瓜、苹果、梨、杨桃。一般等皮疹消退 2 周后，可考虑添加少量新鲜的瘦肉类饮食，炒、炖、煮均可，油要少些。1～2 周后无皮疹复发可逐步加量，增加品种。至 3～4 个月后可添加水煮鸡蛋。待病情稳定 6 个月后才能加牛奶。1～2 年后才能加海产品。其次，过敏性紫癜患儿常因出血过多而致贫血，因此要适当多吃富含蛋白质及补血食物，以补充机体的需要，如瘦肉，菠菜，西红柿，海带，紫菜，木耳，大枣和豆类及其制品。另外，应多吃含有丰富维生素 C 食物，如柚子、橙子、柑橘、苹果、柠檬、草莓、猕猴桃、西红柿以及各种绿叶蔬菜等，维生素 C 有减低毛细血管通透性和脆性作用，患儿多吃这些食物有助于病情康复。

总之，过敏性紫癜患儿的饮食，既要补充各种营养食品，又要尽量使食物清淡些，并且根据病情改善程度来逐渐添加食物。有肾脏损害者应限制食盐和水分的摄入。

3. 母乳喂养能改善孩子过敏体质吗？

母乳是新生儿最好的食物，含有丰富的免疫性物质。母乳中的免疫活性物质可促进婴儿免疫系统发育成熟，增强机体抵御能力，同时母乳中的蛋白质比牛奶蛋白的致敏性弱。所以，母乳喂养不仅可提供被动性的免疫力，还可以主动性地刺激新生儿的防御系统。有过敏性疾病家族史的婴儿，若完全以母乳哺育，则其发生过敏性疾病的概率可比用配方奶粉喂食者为低。

二、 运动指导

1. 过敏性紫癜患儿能运动吗?

过敏性紫癜患儿不能剧烈活动,且不能运动过多。因为紫癜是皮肤和黏膜出血后的颜色改变,如果剧烈运动或运动过多,可能会引起皮肤颜色逐渐变深的现象。病情稳定的可以适当地上、下楼,走路,但不能上体育课。活动要适度,活动量增加一定要循序渐进。对于一个很久没有活动的孩子,一旦活动,紫癜非常容易反复。

2. 出院后如何安排过敏性紫癜患儿的运动?

出院后,过敏性紫癜患儿应以休息为主,可适当进行室内活动,一定要避免剧烈运动。病情平稳 2~4 周后,可适当增加活动量,如上、下楼,室外散步等。过敏性紫癜患儿可酌情上学,可从上半天学开始。单纯皮肤型患儿病情稳定者,4 周后可逐渐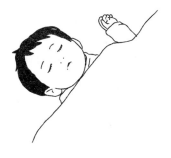增加运动量,3~6 个月后恢复至正常水平。过敏性紫癜肾炎患儿应至少停止体育课半年,半年后根据病情决定是否继续限制运动量。对于长期服用激素者,为避免交叉感染,应减少外出,暂不上学。

三、 用药指导

1. 过敏性紫癜患儿常用哪些药物及注意事项?

过敏性紫癜患儿常用的抗过敏药有氯雷他定(开瑞坦)和盐酸西替利嗪(仙特明)。该类型药物服用后会有乏力、头痛、嗜睡、口

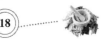

干症状,推荐睡前服用。过敏性紫癜发病急性期避免接触过敏原,在服用抗过敏药的同时服用10%葡萄糖酸钙常规量,效果更好。家长可以根据孩子的具体复发规律,在高发期间适当使用一点点抗过敏药物。

肾上腺皮质激素常用泼尼松。泼尼松每天 1~2 mg/kg,分次口服。急性期对腹痛和关节痛可缓解,症状缓解后即可停用。服用后可能会出现水肿、食欲增加、体重增加、面容改变、恶心呕吐、无力等症状,服用时注意保护胃黏膜,观察大便情况。

此外,还有维生素 C,每天 1 次,每次 1 片口服。当皮肤反复出现瘀斑、出血点时,使用大剂量维生素 C 能改善血管通透性。

四、护理指导

1. 过敏性紫癜患儿生活环境有什么需要注意的地方?

保持室内空气清新,房间内温湿度适宜,有些小宝宝在天气热的时候,容易出汗会感到瘙痒,有些是寒冷时因干燥而发作。温湿度适中的环境对异位性皮炎宝宝是十分重要的,室温最好保持在 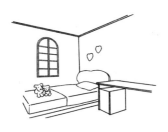 25~28℃。禁止养花,不使用地毯,给患儿创造良好的休息环境,症状缓解后可床上或下床活动,疾病恢复期适当活动,避免过度劳累。根据气温变化给患儿增减衣服,注意保暖,预防感冒。禁止接触各类过敏原,如宠物、油漆、花粉、地毯、蚊虫。

2. 过敏性紫癜患儿日常生活中有哪些注意事项?

注意观察患儿的症状,保持患儿皮肤清洁,勤洗澡,衣着给予宽松柔软的棉质衣服。在给患儿清洗时切忌过分用力摩擦,避免碰伤、抓伤、撞伤等,发现皮肤破损及时给予相应的处理,及时修剪指甲。病情恢复期脱皮时,嘱患儿不要剥离皮屑。注意保持床铺清洁、干燥、平整、无碎屑,避免使用碱性肥皂。有疱疹的患儿预防皮肤感染。关节肿痛的患儿应减少活动,注意休息,肿痛的关节勿热敷,指导使用放松技术,如听音乐等。卧床休息时在膝关节下垫一枕头,使关节放松。腹痛的患儿出院后还要继续观察有无腹绞痛、呕吐,注意大便性状,有时外观正常但潜血阳性。腹痛者禁止腹部热敷以防肠出血,腹型紫癜患儿应给予无动物蛋白、无渣的流质饮食。紫癜性肾炎的患儿住院后应定期做晨尿检查,有水肿的患儿要记录尿量,出院时要嘱家属追踪尿检 3～6 个月。

3. 为什么对于过敏性紫癜的患儿来讲,并不建议注射疫苗?

在病情不稳定期间,不要接种各种预防疫苗,病愈一段时间后,才能进行预防接种。因为部分过敏性紫癜就是在注射疫苗后发病的,临床也可以见到,注射疫苗后紫癜反复的情况。那么到底病愈多久后可以注射疫苗,目前并没有确切的定论,至少 2～3 年不要注射为好。不过,如果孩子注射了疫苗,并且没有任何不良反应出现,那也是没有问题的。

4. 怎样对患儿进行心理护理?

对患儿进行心理疏导,解除其思想负担,可以通过讲故事、玩玩具等亲近患儿,消除患儿恐惧心理,对患儿的良好表现给予肯定与鼓励。情绪和压力也会令孩子有搔抓的习惯,使得皮肤更容易恶化。父母对孩子应该尽量给予鼓励,减少责骂或要求,让孩子能在没有压力的环境中成长。

5. 日常生活中为避免诱发过敏性紫癜应注意哪些事项?

避免感染:如感冒、扁桃体炎、肺炎、腹泻、尿路感染、皮肤疮疖等,约半数患儿发病前 1～3 周有上呼吸道感染史。

避免接触易过敏食物:如鱼、虾、蛋、奶、酒、饮料、豆制品、韭菜、牛肉干等,都能引起过敏性紫癜的发病,或者使已经治疗好转者复发。

避免接触易过敏药物：如青霉素、磺胺类药物、生物制剂、各种疫苗、血浆制品、血液等。

避免接触致病毒素：如蜂、蛇、蝎子、蚊虫咬伤等，也可能引起发病。

避免接触某些易致敏异物：如花粉、柳絮、宠物的皮毛，以及油漆、汽油、尘埃、化学物品、农药、化学纤维等，患儿都可以因为接触而发病。

6. 是不是过敏性紫癜控制了就不会再发病了？

复发是过敏性紫癜病人的一个难题，约有 30％的紫癜病人会复发，但就像其他过敏性疾病一样，目前还没有很好的方法彻底防止复发、消除病因。感染是过敏性紫癜复发的主要原因，尤其是上呼吸道感染。

7. 什么是腹型紫癜？有哪些症状？

腹型紫癜为过敏性紫癜的一种类型，过敏性紫癜最容易误诊的是以胃肠道症状为首发症状的患儿。有的过敏性紫癜患儿在服用某些过敏食物后出现胃肠道症状，可表现为轻微腹痛或恶心呕吐，重的可表现为急腹症。这些症状和胃肠炎很相似，有的家长不重视，认为东西吃坏了引起肠胃炎。这种情况下一般的消炎治疗效果不明显，应该引起注意。一旦出现腹痛，及时至医院就诊明确病因和诊治。

8. 出现腹痛、关节痛、血尿等症状，怎么办？

如果孩子出现腹痛、关节痛、血尿，怀疑过敏性紫癜，应在 24 小时内带孩子去医院就诊。医生会检查患儿的病情，并做血液测试，以排除其他疾病的可能性，也可能为孩子做尿液检查。若发生严重的腹痛，医生会让患儿服用类固醇药品，可能会很快改善病情。假如肾脏也受到影响，那么医生可能会重复进行尿液和血液检验，以确定症状是否得到改善。

9. 过敏性紫癜易与哪种疾病混淆？怎样辨别？

过敏性紫癜和血小板减少性紫癜易混淆，应进行仔细区别。

首先，两者皮损特点不同，过敏性紫癜病初为棕红色斑丘疹，以后逐步发展为紫红色瘀点或瘀斑。瘀斑稍突出于皮肤表面，压之不褪色（有时伴有轻微出血），单独存在或相互融合成片状，常成批出现并呈对称分布。皮损以下肢伸侧、臀部、关节周围多见，消退后会有色素沉着。除紫癜外，患者还可并发荨麻疹、多形性红斑、溃疡等病变。血小板减少性紫癜则以皮肤、黏膜出血为主要症状，皮肤出现大小不等的散在小点状或片状瘀点，以四肢多见，呈不对称分布且无融合倾向。病变严重时，可出现大片瘀斑或血肿；黏膜出血以牙龈出血、口腔及舌部血泡、鼻出血常见，严重时还伴有血尿、便血及呕血。

其次，伴随症状不同。过敏性紫癜累及大关节时会引起游走性疼痛，并伴有肿胀及轻微功能障碍；患儿会出现腹部绞痛，以脐周及下腹部明显，并可伴有恶心、呕吐、腹泻及黑便；肾脏受累时，患儿会出现血尿、蛋白尿、高血压及水肿等肾炎症状。血小板减少性紫癜患儿还会出现头晕、疲乏无力等症状。

另外，过敏性紫癜发病前可有上呼吸道感染或服食某些食物、药物等诱因。

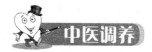

1. 中医对过敏性紫癜是如何认识的？

过敏性紫癜属中医学的"血证""紫斑""肌衄""葡萄疫"等范畴，是小儿出血性疾病中最为常见的疾病，好发于学龄前儿童，多发于春、秋两季，可造成多个脏器损伤。本病常可出现皮肤紫癜，大小不等，初呈深红色，按之不褪色，同时有胃肠症状、关节肿痛、肾脏损害、睾丸及神经系统受累等表现。

感受外邪是小儿过敏性紫癜发病外因,而小儿正气虚弱为该病内因。归纳起来有 3 个方面:一是外邪侵袭:小儿禀赋不足,正气虚弱,表卫不固,易遭外邪侵袭,而"小儿阳常有余","六气之邪,皆从火化",邪热与气血相搏,热伤血络,迫血妄行,溢于肌肤则发为紫癜,若热伤阴络,则见便血、尿血,热伤肠络,阻滞气机,则致腹痛,瘀血阻于经络,则血流不通,气机不畅而发为关节疼痛。二是饮食不节:小儿饮食不节,脾胃受伤,运化失司,则湿热内蕴,血随湿热外溢肌肤则发紫斑。三是气阴不足:小儿先天禀赋不足,疾病迁延不愈,气阴不足,气不摄血,血不循经,溢于脉外则致紫癜。

2. 过敏性紫癜在中医辨证上可分为哪些证型呢?

中医学上,根据过敏性紫癜的病因病机、临床症状、伴随情况、舌苔、脉象等将其分为 5 种:风热伤络型,血热妄行型,血瘀气滞型,气血虚弱型,肝肾阴虚型。其中,发病早期多属风热伤络型、血热妄行型,恢复期多属血瘀气滞型、气血虚弱型、肝肾阴虚型。

对于风热伤络型:一般该证型患儿发病较急,现有咳嗽、咽痛、发热、怕风等,下肢或臀部多见鲜红色的红斑或丘疹,大小不一,高出皮面,瘙痒。可服用薄荷、连翘、金银花、防风等祛风清热,凉血止血。对于血热妄行型:一般该证型患儿发病急,皮肤出现大小不一的鲜红色斑疹,心烦口渴,发热,面红,大便干结或便秘,伴有牙齿出血、鼻出血、大便出血或小便出血等。可服用水牛角、生地黄、牡丹皮、紫草等清热解毒,凉血止血。

3. 哪些过敏性紫癜患儿可以辨证为血瘀气滞型? 怎么辨证调养?

一般该证型患儿皮疹暗红,颜色深,伴有腹痛、关节肿痛、恶心呕吐等。可服用桃红四物汤活血化瘀,理气通络。方中桃红、红花活血化瘀,生地黄、当归、赤芍、川芎补血调血。若腹痛,加白芍、木香行气缓急止痛;若关节肿痛,加牛膝、延胡索活血止痛,强筋骨。

4. 哪些过敏性紫癜患儿可以辨证为气血虚弱型? 怎么辨证调养?

一般该证型患儿紫癜反复,迁延不愈,紫癜隐约散在,色浅淡,劳累后加重,神疲倦怠,睡眠差、心悸气短,可伴有肢体冰冷,腰酸。舌淡红,苔薄白或少苔,脉虚细,可服用归脾汤健脾益气,补血摄血。方中党参、黄芪、白术、甘草补脾益气以生血,当归、龙眼肉补血养心,茯苓神、酸枣仁、远志宁心安神,木香醒脾理气,补而不滞。若有肢体冰冷、腰酸,加巴戟天、菟丝子补肾温阳。

5. 哪些过敏性紫癜患儿可以辨证为肝肾阴虚型? 怎么辨证调养?

一般该证型患儿起病缓慢,皮肤紫癜,颜色暗红,时发时隐,伴有腰膝发软、五心烦热、潮热盗汗、头晕耳鸣,或有尿血,可伴有低热,舌质红、苔薄黄,脉细数。可服用大补阴丸滋阴降火,凉血止血。方中茜草根、侧柏叶、黄芩清热凉血止血,生地、阿胶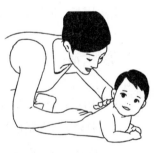滋阴养血止血,甘草和中兼能泻火,龟板滋补真阴,潜阳制火,黄柏、知母泻火滋阴。若伴有低热,加用青蒿、地骨皮清虚热。若尿血,加小蓟、大蓟、白茅根凉血止血。

6. 常用治疗过敏性紫癜中成药有哪些?

(1) 犀角解毒丸

功效主治:疹后一切余毒热症。用于血热妄行证。

用法用量:每天 2 次,每次 1.5～3 g 吞服。

(2) 银翘解毒片

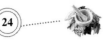

功效主治：具有辛凉解表,清热解毒作用。用于风热伤络证。

用法用量：每天 3 次,每次 4 片。

（3）牛黄上清片

功效主治：具有清热泻火,散风止痛之功效。用于风热伤络证。

用法用量：每天 2 次,每次 4 片。

（4）归脾丸

功效主治：具有益气健脾,养血安神之功效。用于紫癜反复发作,神疲乏力,头晕心慌,食欲差的患儿。

用法用量：每天 3 次,每次 6 g 水蜜丸。

（5）贞芪扶正颗粒

功效主治：具有益气补肾作用。适用于气血虚弱、肝肾阴虚患儿。

用法用量：冲服,每天 2 次,每次 1 袋。

（6）银杏叶片

功效主治：具有活血化瘀通络之功效。适用于血瘀气滞患儿。

用法用量：口服,每天 3 次,每次 1 片。

7. 治疗过敏性紫癜可以用哪些穴位按摩?

（1）按揉曲池、足三里：主要治疗神疲乏力,有咳嗽、发热、咽痛的患儿。

曲池定位：屈肘成直角,当肘弯横纹尽头处;屈肘,于尺泽与肱骨外上髁连线的中点处取穴。

足三里定位：位于小腿外侧,犊鼻下 3 寸,犊鼻与解溪连线上。

按摩方式：每天一次,每次每穴按揉 2 分钟,手法轻柔。

（2）按揉三阴交、内关、太冲：主要治疗腹痛的过敏性紫癜。如有皮肤出血慎用。

三阴交定位：三阴交在小腿内侧,当足内踝尖上 3 寸,胫骨内侧缘后方。

内关定位：位于前臂掌侧,当曲泽与大陵的连线上,腕横纹上 2 寸,掌长肌腱与桡侧腕屈肌腱之间。

太冲定位：足背第一二跖骨结合部之前凹陷中。

按摩方式：每天一次,每次按揉 3 分钟。

8. 过敏性紫癜可以使用那些药膳?

(1) 花生衣红枣汤：具有止血、凉血、补血作用。

原料：花生皮 30 g、红枣 50 g、冰糖适量。

做法：将花生皮、红枣洗干净,加水适量,煮至枣肉烂,加入适量冰糖调味,即可服用。

(2) 红枣大麦汤：具有凉血、补血作用。

原料：红枣 30 g、大麦 100 g。

做法：将红枣、大麦洗净后,加水煎服即可食用。

(3) 大枣桂圆山药：有健脾补肾、补血止血作用。

原料：大枣 20 g,桂圆肉 10 g,山药 20 g。

做法：将大枣、桂圆肉、山药洗净,加入适量水煮烂即可服用,每日服 2～3 次。

(4) 猪皮柿叶汤：具有滋阴降火、安络止血的作用。

原料：鲜猪皮 100 g,柿树叶 20 g。

做法：将鲜猪皮、柿树叶洗净,一起入锅加适量的清水用小火熬煮至猪皮烂熟即成,可每日服 1 剂,分 2～3 次服完。

(5) 红枣炖兔肉：具有凉血补血,补中益气作用。

原料：兔肉 150 g,红枣 15 枚,盐、味精适量。

做法：将兔肉洗净,切块,与红枣同放瓦锅内,隔水炖熟,加入盐、味精调味。吃肉喝汤,每天一次。

(6) 藕枣汤：具有止血补血作用。

原料：藕节 250 g,红枣 500 g。

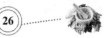

做法：将藕节洗净、切碎；大枣洗净与藕节同放锅内加水烧开，改用文火煮至汁水将尽时去藕节。

（7）绿豆红枣汤：具有清热补血作用。

原料：绿豆、红枣各50 g，红糖适量。

做法：将绿豆、红枣洗干净后加水适量，煮至绿豆开花，红枣涨圆时，加红糖适量即成。

（8）蕹菜鸡蛋汤：具有凉血止血作用。

原料：鸡蛋2只，连根蕹菜（空心菜）250 g，盐适量。

做法：将鸡蛋用油煎熟，取蕹菜用水煮熟后捞起，换水和煎蛋一同煮沸即成，酌加盐调味食用。

（9）荞麦叶藕节汤：具有凉血止血作用。

原料：荞麦叶100 g、藕节4个，冰糖适量。

做法：将荞麦叶、藕节洗净，加水煎服，每日服2次。

（10）羊骨糯米粥：具有补肾作用。

原料：新鲜羊骨500 g，糯米50～100 g，生姜3～5片，葱白两节，盐适量。

做法：将羊骨洗净、打碎，加水适量煎汤，取汁代水，加糯米煮粥，待粥将熟时，加入精盐、生姜、葱白，稍煮即可。

（11）赤芍生地银花饮：具有清热滋阴作用。

原料：生地25 g，双花30 g、赤芍10 g，蜂蜜适量。

做法：将上述3种药加水煎取汁，加蜂蜜调味，分2～3次服用。

9. 为什么服用红枣对过敏性紫癜患儿有好处?

红枣含有蛋白质、脂肪、钙磷铁、各种维生素及大量抗过敏的物质。红枣中的铁可促进血红蛋白的合成，预防因过敏性紫癜而诱发的贫血。红枣中的维生素C能抑制组胺的生成，抑制皮肤瘙痒的过敏反应且维生素C有助于血管胶原蛋白的合成，降低毛细血管的通透性，并能减轻血小板的聚集，使血流畅通、减少血液渗出,缓解瘀斑症状。大枣中含有大量的环磷酸腺苷,当人体摄入足量的环磷酸腺苷后,免疫细胞中环磷酸腺苷的含量也升高,会抑制免疫反应,达到抗过敏效应,缓解过敏性紫癜所造成的皮肤瘙痒、块状红斑等症。所以,红枣对过敏性患儿有一定治疗效果,有止血补血作用,生吃、煲汤均可,每天可服用 2～3 颗。但是,一次不宜食用过多,舌苔厚的湿热患儿不宜服用。

10. 过敏性紫癜有什么外治法?

过敏性紫癜用紫草根 90～150 g 煮水洗擦患处。每天 1 剂,分 3 次擦洗。因为紫草根为清热凉血类中药,性寒,味甘、咸,有清热凉血、化斑解毒、活血透疹作用,适用于血热毒盛、发斑发疹等。现代医学认为它有解热、抗病毒、抗过敏和抗癌等作用。

11. 怎样预防过敏性紫癜?

一旦患了过敏性紫癜,会给孩子的身体健康带来危害,因此家长必须重视,特别是过敏体质的患儿需要做好预防措施。远离过敏原,可以通过化验过敏筛查寻找常见的过敏原,在日常生活中密切观察也可寻找到孩子的过敏原,如昆虫叮咬、花粉、化学物品、油漆、汽油、尘螨等。过敏体质孩子家里不要养宠物,尽量减少与动物皮毛的接触。禁忌食用辛辣刺激食物、海鲜发物,如辣椒、胡椒、海鲜、葱姜、饮料、冷饮等。要合理、均衡膳食,荤素搭配,素食为主,少吃肉、蛋、奶,多吃米、面、菜、水果。中医学认为肉类、鸡蛋、牛奶、鱼虾、海鲜等动物蛋白食品容易导致热性体质,热性体质为紫癜发病的基础。平时需劳逸结合,注意休息,避免劳累,也需要进行一些锻炼,增强体质,预防感冒,避免各种感染的侵袭,可以进行散步、跳舞、打乒乓球等,但不可剧烈运动。

12. 过敏性紫癜患儿预后如何?

小儿行气未充,脏腑娇嫩,免疫系统还没有发育完整,容易出现免疫紊乱,但随着孩子发育成长,年龄的增加,免疫系统会逐渐完善,小部分患过敏性紫癜的孩子也是能够自愈的,但大部分的

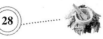

孩子都需要有效地进行治疗才能治愈。通常单纯皮肤型紫癜预后良好,紫癜肾炎相对预后较差。小儿属于高敏体质,患过过敏性紫癜的患儿容易反复发作,若处理不当、疾病迁延时间长,容易引发肾炎,损害孩子肾功能。所以家长要注意孩子的小便性状颜色,定期复查小便,如出现小便颜色红,伴有泡沫,极有可能已经累及肾脏,必须立即入院诊治。

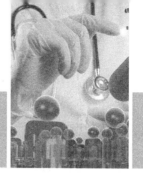

第三章
肾病综合征

　　小儿肾病综合征是一种常见的儿科肾脏疾病,是由于多种病因造成肾小球基底膜通透性增高,大量蛋白质从尿中丢失的临床综合征。主要特点是大量蛋白尿、低白蛋白血症、严重水肿和高胆固醇血症。根据其临床表现分为单纯性肾病、肾炎性肾病和先天性肾病3种类型。临床表现有:①大量蛋白尿:尿蛋白(3＋～4＋),24小时尿蛋白定量大于每天50 mg/kg。②高度水肿:水肿多开始于眼睑及面部,逐渐波及全身,水肿按压呈凹陷性,可伴有胸水、腹水及阴囊水肿。③高胆固醇血症:血清胆固醇大于5.7 mmol/L,在婴儿大于5.2 mmol/L。④低蛋白血症:血清白蛋白低于30 g/L,婴儿低于25 g/L。

　　肾病综合征的蛋白尿是从哪里来的? 血液中的蛋白质流过肾小球时,正常情况下是不会进入尿液中的。当肾病综合征发病时,由于肾小球基底膜炎性病变致通透

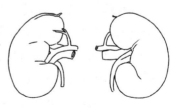

性增加,血液中的白蛋白就可以进入尿中形成蛋白尿。目前已公认,蛋白尿是一种"内源性的毒素",可以损伤肾脏、使肾小球硬化、肾小管间质纤维化,从而损害肾功能。所以,肾病综合征的治疗应

特别重视消除蛋白尿。这不仅是为了消除水肿，而且还为了清除毒素、保护肾功能。

影响肾病综合征预后的主要因素有病理类型、糖皮质激素治疗反应及持续性蛋白尿。微小病变型肾病预后最好：90％～95％的患儿首次应用糖皮质激素有效，其中85％可有复发，病后第一年复发更常见；如果3～4年没有复发，其后有95％的机会不复发。

肾病综合征患儿出院后，要保持居室空气新鲜，不到人群密集的场所；防止感染，有感染时及时诊治；做好皮肤清洁护理以保持皮肤清洁；进食易消化、清淡饮食；注意口腔卫生；锻炼身体，增强机体免疫力；定期进行肾脏方面评估。护理上要按医嘱用药治疗，有恶心、头晕、腰痛、肢体麻木、疼痛、少尿或无尿等病情变化，及时告知医生。

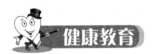

健康教育

一、饮食指导

1. 肾病综合征患儿哪些食物不能食用？

肾病综合征患儿忌吃油腻难消化食物、减少胆固醇类摄入；如肥肉、蛋黄、动物内脏、羊肉汤、牛肉汤、各种家禽、巧克力等。油炸、熏制、烧烤、生冷、刺激食物等也不宜食用，如油炸食品、腌肉、海鲜、牛羊肉、辣椒、胡椒、巧克力等。

对于高盐高脂肪食物，如蔗糖水、腊肉，蔗糖水含糖高，这些食物增加肾脏的负担，虽然具有利尿作用，但可因此造成大量蛋白丢失。腊肉都比较咸，且内含有大量的硝酸盐都会增加肾脏的负担。造成尿量减少，加重肾功能恶化。平素少吃容易上火的食物，如羊肉、辣椒等；还有容易导致上火水果，如荔枝、桂圆、杏、李子、橘子、葡萄等也要少吃。

2. 肾病综合征患儿在营养方面应该注意什么？

水肿明显时应限制水分摄入。高度水肿而尿量少者应严格控制水分，伴有高血压者应低盐饮食；肾功能正常应给予优质蛋白饮食。

尽量选用动物性蛋白质食品作为蛋白质的主要来源，如蛋清、牛奶、淡水鱼肉、瘦肉等，含植物性蛋白质高的食品应限制，如干豆类、豆制品、硬果类及谷类。对肾功能受损者，蛋白质的入量应予限制，可采用部分麦淀粉（或玉米淀粉、土豆淀粉等，约含蛋白质0.3%～0.6%)作为主食代替面粉及大米，多选食含蛋白质低而含热能高的食品，如土豆、白薯、山药、芋头、藕、荸荠、南瓜、粉丝、藕粉、菱角粉、荸荠粉等。

注意摄入低脂饮食。饮食当中富含可溶性纤维（燕麦、米糠等）也有利于降脂，减少饮食中的动物脂肪。饮食中供给丰富的多不饱和脂肪酸如鱼油可使血脂下降而且尿蛋白减少，肾小球硬化程度减轻。鼓励主食为主，荤素搭配，多吃新鲜水果和蔬菜，以补充维生素 B、维生素 C、维生素 D 及叶酸和铁、铜、锌等，在肾衰竭伴高血钾的病人，必须戒含钾食物和水果，如番薯、土豆、笋、香菇、白菜、榨菜、豆类、花生和核桃等。恢复期吃水果则有益病人康复。注意保持口腔清洁，防止口腔炎症，以增进食欲。

3. 肾病综合征患儿应忌盐吗？

患儿在严重水肿、高血压时，或在大剂量激素治疗期间，应限制钠盐摄入，即无盐饮食；当孩子尿量增多后，可给予少盐饮食（每日给食盐1.5～2 g)。待水肿消退，尿蛋白转阴，病情缓解后即不应忌盐，应恢复正常饮食。肾病综合征患儿的家长往往害怕吃盐加重孩子水肿，因此有部分家长不敢让孩子吃盐。但由于食盐中所含的成分主要为氯化钠，也是人体必需的成分之一。绝对限盐可导致患儿疲乏无力、恶心、呕吐,严重者导致生命危险。长期忌盐对肾脏有害无益,可影响儿童生长发育及食欲,而且还会加重肾病综合征的症状,导致低钠血症,引起孩子昏迷、抽搐,不利于疾病的恢复。

一般患儿肾病活动期每日需给食盐 1～2 g,以保证生长发育的需要。饮食中一些含钠较高的食物如牛肉干、牛肉松、虾皮、海参、松花蛋、咸鸭蛋、方便面、油条、榨菜、紫菜、腌雪里红等应该忌食。

4. 肾病综合征患儿应摄入高蛋白质饮食吗?

既然肾病综合征患儿尿中排出了大量的蛋白质,进一步引起血中蛋白质减少。那么多吃鸡蛋、牛奶等高蛋白质饮食是否对病情更有利呢? 近年来的研究表明,过多的食物蛋白摄入,在肾病未缓解时,只是尿中排出更多的蛋白质,而且可能由于蛋白质的过度

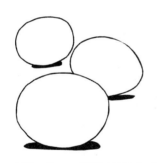

负荷,加重肾脏的损害。因此,目前主张适量蛋白质饮食,同时供给适量的能量。一般肾功能正常的肾病患儿,鉴于尿中长期丢失大量蛋白质及小儿生长发育的需要,膳食中蛋白质的摄入量宜占每日总热量的 8%～10%,或每天 1.2～1.8 g/kg。伴有肾功能不全者宜减至每天 0.5 g/kg。所给的蛋白质以优质蛋白质(乳、鱼、蛋、禽、牛肉等)为宜。三餐中蛋白质质量的分配应重点放在晚餐。此外,在应用糖皮质激素治疗过程中,患儿食欲异常亢进,往往过度摄食致体重猛增,可能发现肝大、脂肪肝。对这些患儿热量摄入应适当控制。

二、 运动指导

l. 小儿肾病综合征能运动吗?

有高度水肿、高血压时应卧床休息。无高度水肿、高血压的患

儿可适当活动,如散步、上下楼。如尿蛋白转阴,水肿消退,可正常上学、活动。

2. 肾病综合征患儿可以做哪些运动?

适量的运动可以促进肾脏的血液循环,对肾病综合征也有好处,所以在肾病综合征缓解后主张适量的运动,如步行、慢跑、骑自行车等。

步行是最受人们喜爱的健身和减重运动之一。除了一双好鞋外,走路不需要专门设备。走路的强度最低,你可以得到并看到成果。步行是放松的,没有上气不接下气的感觉,也不会在运动中出现疼痛。

骑自行车适用于刚开始锻炼计划的、不强健或身体条件不适合步行运动的人。骑车锻炼是根据运动过程中出现的心率而不是根据距离来计划的。原因在于,风速、气候、地形和自行车的类型都能影响骑车的时间。

慢跑,如果还没有进行几个月的慢跑锻炼,或者肥胖者,最好先从快步走开始。慢跑特别适合提供耐力的目的。这是多数人从事的运动,因为没有乳酸聚集,在这个水平上可以保持长时间运动。

3. 孩子患了肾病综合征,还可以上学吗?

有的家长认为孩子得了肾脏病,必须卧床休息,严格限制患儿活动;有的家长则怕耽误孩子学习,不愿休学。事实上,比较科学的是实行生活管理分级,有 A、B、C、D 和 E5 级具体标准。A 级:肾病变活动需接受治疗者,不能参加学习及一切文体、社会活动。B 级:肾病变仍有活动性,但已处于恢复阶段,可接受教室学习,免体育活动及社会文化活动。C 级:肾病综合征停药后病情处于缓解中,可接受教室学习及从事轻体育活动、文化活动。D 级:肾病综合征停药后病情长期处于缓解中,但运动后尿液仍有改变者,应防止剧烈运动及长时间体育活动。E 级:肾病综合征停药后病情长期处于缓解中,运动后尿也无变化,可与健康儿童同样从事正常生活,但仍需定期查尿。因此,除患儿水肿显著或有大量蛋白尿,或严重高血压者需短暂休学卧床休息外,其他的病情缓解后可逐渐增加活动量,继续上学。

三、 用药指导

1. 儿童肾病综合征常用的治疗药物有哪些?

治疗儿童肾病综合征的药物大致有 3 类:首选药物为糖皮质激素;免疫抑制剂,如环磷酰胺、吗替麦考酚酯、环孢素、他克莫司等药物;生物制剂,如治疗儿童肾病综合征所用的美罗华(CD20 单抗)。

2. 肾病综合征除了以上 3 类药物外,还有哪些对症治疗药物?

利尿剂,用于水肿、尿少患儿,服用噻嗪类利尿剂时应防止低钾、低钠血症,服用保钾利尿剂时防止高钾血症等。口服维生素 D 及钙剂,常见的不良反应有痢疾或者便秘,头痛,没有食欲,头昏眼花,走路困难,肌肉骨头疼痛,以及心律不齐等。肾病综合征活动期,患儿的血液会比较黏稠,身体处于高凝状态,甚至可能形成血栓,所以要用抗凝药物如肝素、低分子肝素、潘生丁等,这些药物都可以跟激素一起应用的。如果出现高血压、高血脂等情况,可以用一些降压药和降脂药。

3. 糖皮质激素有哪些不良反应?

糖皮质激素,如泼尼松、泼尼松龙,激素可以通过抑制炎症反应、抑制免疫反应、抑制醛固酮和抗利尿激素分泌、影响肾小球基底膜通透性等综合作用而发挥其利尿、消除尿蛋白的疗效。常见不良反应有满月脸、水牛背、高血压、多毛、糖尿、皮肤变薄等,诱发或加重感染、溃疡病,骨质疏松、肌肉萎缩、伤口愈合延缓,诱发精神病和癫痫,抑制儿童生长发育。服用时注意保护胃黏膜,避免消化道出血,注意观察大便颜色,有无腹痛胃痛情况。一般建议糖皮质激素在饭后半小时服用。

4. 肾病综合征患儿都要用激素治疗吗? 能不能不用?

儿童肾病综合征主要是原发性的,大多数跟免疫系统紊乱有关。目前治疗儿童肾病综合征,国内外首选药物都是糖皮质激素,如泼尼松或泼尼松龙。绝大多数患儿对激素治疗都是敏感的,也就是用激素治疗肾病综合征有效;约有 10% 的患儿可能会对激素耐药,这些患儿就要用免疫抑制剂治疗。另外,不同病理类型的肾病综合征对激素的反应也不一样,比如微小病变型肾病,可能就直接用激素加免疫抑制剂来治疗,但肯定不会在一开始就用生物制剂。但是,有些特殊病情或者家长强烈要求,在病情允许的情况下可以直接用免疫抑制剂。例如,有些患儿有严重的并发症,如糖尿病或者青光眼,就不适合用激素了。针对个别情况可以直接选择免疫抑制剂治疗。

5. 激素的使用原则是什么?

激素的运用一般要遵循的原则是:足量、慢减、长期维持的"八字方针"。严格执行医师制订的激素减量方案,要求家长做到:一是明确每天服药的剂量及时间;二是熟知并正确掌握每次减量后的剂量及维持时间;三是每周进行尿常规化验检查;四是不得自行根据尿化验结果随意增减药量。

6. 家庭治疗期间,要避免服用哪一类的药物?

要避免服用具有收缩血管和肾毒性的药物。坚持定时、定期检测尿液,掌握疾病复发的直观症状。如尿中突然出现大量泡沫,尿颜色、性状及尿量的改变,颜面部出现水肿,饮食减少、乏力、发热等,应引起足够的重视。

治疗肾病贵在坚持,家长要督促孩子按时按量服药,切不可随意减量和停药,以免造成病情反复。定期回院复查,按医嘱按时服药。

四、护理指导

1. 儿童肾病综合征如何进行心理护理?

患儿常有担忧、恐惧、焦虑等心理失调表现,这不利于疾病的治疗及康复。家长要鼓励孩子克服不良的心理因素,解除其思想顾虑,避免情志刺激,保持乐观情绪。

2. 儿童肾病综合征个人卫生应注意什么?

做好个人卫生,保持口腔清洁,加强皮肤护理。要注意根据气候变化增减衣服、被子,预防感冒。经常沐浴,及时更换内衣,注意保持皮肤清洁干燥及床铺干燥平整。严重水肿及高血压者要绝对卧床休息,经常翻身。避免受压和擦伤,以防发生压疮。阴囊水肿可用棉垫或吊带托起。皮肤破损可涂碘伏预防感染。

3. 怎样安排好患儿的作息时间?

合理调节运动,不要特别劳累。孩子的自我约束能力差,从医院回到家会感到很新鲜,容易玩得过累,睡眠不足。家长要特别注意安排好孩子的作息时间,尽量让患儿得到充分的休息。

4. 儿童肾病综合征需要大量补钙吗?

肾病综合征患儿有大量的蛋白尿排出,在丢失大量蛋白质的同时,血液中容易与白蛋白相结合的钙也随蛋白尿一并排出体外。此时的患儿正处在生长发育旺盛阶段,机体对钙的需求量相对较多,因此蛋白尿过多使钙的丢失也较多,易致患儿体内缺钙。如果不注意给患儿及时补钙或摄取含钙食物不足,终致血钙偏低,诱发低钙惊厥、手足抽搐。还有治疗肾病综合征需用肾上腺皮质激素,激素有对抗肠壁吸收维生素 D 和钙的作用,所以长期服用激素的肾病患儿,容易出现体内钙缺乏的情况。因此,在采用综合治疗儿童肾病综合征的同时,应注意补充维生素 D 和钙剂,以弥补缺钙现象。常用维生素 D 钙片口服,同时服用骨化三醇胶丸促进钙质吸收。

5. 哪些感染对小儿肾病综合征有危害?

肾病综合征的患儿由于血液中白蛋白下降,并多伴有不同程度的免疫功能底下,加之用激素治疗等诸多原因,非常容易合并感染,常见的感染有:①呼吸道感染:表现为咳嗽、咽痛、发热等,若出现这些症状,须至医院就诊,需查血常规,严重者需拍胸片。②消化道感染:表现为呕吐、腹痛、腹泻,黏液血便等,需查粪便常规和血常规。③皮肤感染:表现皮肤发红,局部疼痛、肿胀等。④泌尿系统感染:表现为尿频、尿急、尿痛、发热,有时尿后滴血等,需查尿常规和尿培养。

这些感染必须积极控制,认真对待,否则会造成严重的后果。感染还容易诱导对激素产生耐药性以及导致肾病综合征复发。平时注意口腔护理,尿道口护理,洗手,通风,饮食卫生,保持皮肤清洁,注意甲沟处皮肤护理以预防感染发生。

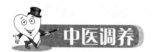

1. 儿童肾病综合征在中医上是怎样认识的?

肾病综合征是由于多种病因引起的一种临床症候群,以大量蛋白尿、低蛋白血症、高脂血症及不同程度水肿为特征,属中医"水肿""阴水"范畴。中医认为本病外因有风、湿、热、毒等。内因主要与肺、脾、肾及三焦等脏腑输布水精的功能失调所致。因外受寒湿或湿浊内生,脾肾虚弱所致。病理主要为肺脾肾三脏功能失调,气化失司,三焦壅塞,水道不通,水湿流溢肌肤而成。若外邪袭肺,肺失宣肃,不能通调水道;或脾不健运,水谷不化,水湿内停;或肾气不足,开合失司,均可导致水肿。若水湿泛溢,阻遏阳气;或其人素

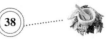

体阳虚者,可见脾肾阳虚。若水肿日久,内耗阴血,可见肝肾阴虚。若水病及血,久病入络,又可见瘀水互结之证。若病变累及多脏腑者,往往阴阳不相恋,以致元阳衰败,真阴耗竭,浊毒内盛,则病情危险。

2. 儿童肾病综合征在中医辨证上可分为哪些证型呢?

中医学上根据儿童肾病综合征的病因病机、临床症状、伴随情况、舌苔、脉象等将其分为肾阳虚型、脾气虚型、肺气虚型、肝肾阴虚型。

3. 哪些儿童肾病综合征可以辨证为肾阳虚型? 又该怎么辨证调养呢?

一般该证型患儿全身水肿,下肢、腰腹明显,按之凹陷不起,腰膝酸软,手脚冰冷,食欲差,面色苍白,小便少,大便稀薄,舌苔薄白,脉细无力等。可服用真武汤温肾散寒,利水消肿,方中附子温阳散寒,茯苓、白术健脾利水,生姜温散水气,白芍敛阴。若水肿小便少,加泽泻、车前草利水消肿。若蛋白尿多者,加黄芪、党参、补骨脂健脾益气补肾。若大便稀薄,加炮姜炭、吴茱萸温肾收涩。

4. 哪些儿童肾病综合征可以辨证为脾气虚型? 又该怎么辨证调养呢?

一般该证型患儿全身水肿,肢体较明显,精神萎软,面色萎黄,肢体乏力,食欲差,腹胀,大便不成形等。可服用防己黄芪汤健脾利水,方中防己利水,黄芪健脾补气,白术、甘草健脾和中,生姜、大枣调和营卫。若水肿明显,加入茯苓、泽泻、车前子等健脾利水消肿。若腹胀、食欲差,加砂仁、枳壳行气降逆。若大便不成形,加山药、煨葛根健脾祛湿。

5. 哪些儿童肾病综合征可以辨证为肺气虚型? 又该怎么辨证调养呢?

一般该证型患儿全身水肿,头面明显,气短,乏力,易出汗,可伴有咳嗽,甚至动则气喘,食欲差等。可服用玉屏风散益气固表,方中黄芪、防风、白术等补肺益气,加茯苓、猪苓利水化湿。汗多,加浮小麦、牡蛎等固表止汗。咳嗽,气喘者,加金荞麦、陈皮、地龙等止咳平喘化痰。

6. 哪些儿童肾病综合征可以辨证为肝肾阴虚型? 又该怎么辨证调养呢?

一般该证型患儿全身水肿,心烦,口干,烦躁,面色发红,手足心热,睡眠时汗多等。可服用杞菊地黄丸滋补肝肾,方中熟地黄、山茱萸、山药滋补肝肾,牡丹皮、泽泻、茯苓清肝泻火,枸杞、菊花滋肝补肾。若口干咽燥,加石斛、生地黄滋阴生津。若胃纳欠佳,兼有气滞者加砂仁、蔻仁、陈皮化湿行气和胃。若头晕、头胀痛者加钩藤、菊花、代赭石平肝潜阳。

7. 常用治疗儿童肾病综合征的中成药有哪些?

(1) 金匮肾气片

功效主治:具有温补肾阳,化气行水作用。用于肾虚水肿,腰膝酸软,小便不利,畏寒肢冷等肾阳虚的患儿。

用法用量:每天2次,每次3g,口服。

(2) 六味地黄丸

功效主治:具有滋阴补肾之功效。用于肾阴亏损,头晕耳鸣,腰膝酸软,骨蒸潮热,盗汗等肝肾阴虚的患儿。

用法用量:每天2次,每次3g,口服。

(3) 补中益气颗粒

功效主治:具有补中益气,升阳举陷功效。用于脾胃虚弱,中气下陷,体倦乏力,食少腹胀,久泻等脾气虚、肺气虚的患儿。

用法用量:每天2次,每次1袋,冲服。

(4) 肾炎消肿片

功效主治:具有健脾渗湿,通阳利水作用。用于急、慢性肾炎脾虚湿肿证候。临床表现为肢体水肿,晨起面肿甚,午后腿肿较重,按之凹陷,身体重困,尿少,脘胀食少,舌苔白腻,脉沉缓。

用法用量：每天 3 次，每次 3 片，口服。

8. 儿童肾病综合征的保健穴位有哪些？如何按摩？

儿童肾病综合征的保健可以按揉足三里、脾俞、肾俞穴位。足三里定位：在小腿外侧，犊鼻下 3 寸，犊鼻与解溪连线上。脾俞定位：第 11 胸椎棘突下，旁开 1.5 寸。肾俞定位：第 2 腰椎棘突下，旁开 1.5 寸。按摩方式：操作者用拇指端在穴位上按揉，每天 2 次，每次每穴按揉 3～4 分钟。适用于脾虚、肺虚、肾虚的患儿。

也可以用摩腹按摩法，按摩方式：操作者用一手手掌心置于脐部，另一手手掌重叠其上，从脐下两横指处的气海穴（定位：位于下腹部，前正中线上，当脐中下 1.5 寸）开始，手掌紧贴腹壁，做以脐为中心的顺时针方向，直径由小到大，呈螺旋状的揉摩运动，一直扩展到整个腹部，如此反复数次，持续 4～5 分钟。适用于脾虚患儿。

还可以应用小儿推拿中的补脾土和补肾水。

（1）补脾土：适用于脾虚的患儿。

部位：拇指指腹（即末节螺纹面）。

操作方式：操作者用手指在患儿拇指的桡侧面从指尖推向指根。每天 1 次，每次 300 下。

（2）补肾水：适用于肝肾阴虚患儿。

部位：整个小指掌面。

操作方式：操作者用手指在患儿小指掌面上由小指尖推向小指根。每天 1 次，每次 2 分钟。

9. 有哪些药膳可以辅助治疗儿童肾病综合征？

（1）鲫鱼冬瓜汤：具有消肿、增加蛋白质作用。

原料：鲫鱼 1 条，冬瓜 500 g。

做法：将鲫鱼去内脏后洗净，冬瓜洗净后切成片，接着鲫鱼与冬瓜一起煮汤，不加盐煮。食鱼喝汤，分次喝完为止。2 天 1 次。

（2）大枣芡实炖赤小豆太子参：具有提高身体的免疫功能，消除尿蛋白,养血作用。

原料:大枣 10 枚,芡实 15 g,赤小豆 20 g,太子参 20 g。

做法:将大枣、芡实、赤小豆、太子参洗净后一起放入砂锅中,加适量的清水,炖至烂熟,加入少许红糖,即可食服。每天一次。

(3)黄芪枸杞山药粥:具有益气健脾,滋阴补肾作用。

原料:黄芪 15 g,山药 30 g,枸杞 15 g,大米 30 g。

做法:将黄芪、枸杞、山药、大米洗净后一起放入锅中,加适量的清水,煮成粥即可服用,每天 1 次。

(4)老鸭炖黄芪:具有健脾益气,滋阴消肿作用。

原料:老鸭 1 只,黄芪 20 g。

做法:将老鸭去内脏后洗净,接着把黄芪和老鸭放入砂锅中炖,煮熟后即可食肉喝汤,2~4 天吃完。

10. 儿童肾病综合征,能不能彻底治愈?

在临床上,肾病综合征治疗后停药 3 年不复发就算临床治愈。很多病人可能停药 5 年、8 年甚至 10 年后再次复发。要想得到长期缓解,就要尽可能地去除诱发肾病综合征的因素,如减少感染、避免剧烈运动、注意休息、适当锻炼等,增加身体抵抗力,为孩子彻底治愈创造良好的条件。

11. 中医药治疗肾病综合征有什么优势?

肾病综合征患儿病久正虚,均有不同程度的气虚、血瘀表现,或因使用激素、细胞毒性药物致体质较差,抵抗力低下,气虚卫外不固,此时若不慎感受外邪,则更易反复不愈,诱发或加重病情。故肾病综合征患儿应注意休息,长期补益脾肾,益卫固表,提高机体免疫力。表虚不固者,可常服玉屏风散或防己黄芪汤加减;属肾气不足者予桂附地黄汤加减;属肾阳虚者予麻黄附子细辛汤加减。病证后期,则应适当活动,进行力所能及的锻炼,使气血调和,经脉通利。

激素诱导过程中如有舌质红、脉弦、面红兴奋给予滋阴降火药,基本方为知母、无参、生地、丹皮、泽泻、生甘草、黄柏、龙胆草。激素减量过程中如出现气虚、肾虚则加益气补肾药,基本方为黄芪、炙甘草、菟丝子、五味子,阳虚加补骨脂、仙灵脾,阴虚加女贞子、旱莲草,另服六味地黄丸。用免疫抑制剂过程中血白细胞计数下降,可给益气补血药,如黄精、当归、鸡血藤、益母草、仙鹤草等。

中西医结合治疗肾病综合征不仅可以提高临床疗效而且大大减轻了激素的副作用,提高孩子免疫力,增强疗效。

12. 肾病综合征患儿需要高蛋白质饮食吗?

过多的食物蛋白摄入,在肾病未缓解时,只是尿中排出更多的蛋白,而且可能由于蛋白质的过度负荷,加重肾小球的损害。因此,目前主张适量蛋白饮食,同时供给适量的能量。一般肾功能正常的肾病患儿,鉴于尿中长期丢失大量蛋白质及小儿生长发育的需要,膳食中蛋白质的摄入量宜占每天总热量的 8% ~ 10%,或每天 1.2 ~ 1.8 g/kg。伴有肾功能不全者宜减至每天 0.5 g/kg。所给的蛋白质以优质蛋白(乳、鱼、蛋、禽、牛肉等)为宜。

三餐中蛋白质量的分配应重点放在晚餐。此外,在应用皮质激素治疗过程中,患儿食欲异常亢进,往往过度摄食致体重猛增,可能会发现肝大、脂肪肝。对这些患儿热量摄入应适当控制。

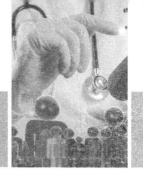

第四章
手足口病

手足口病是由肠道病毒引起的传染病，有数种病毒可引起手足口病。最常见的是柯萨奇病毒 A16 型，而柯萨奇病毒 A 的其他株或肠道病毒 EV71 型也可引起手足口病。柯萨奇病毒是肠道病毒的一种。肠道病毒包括脊髓灰质炎病毒、柯萨奇病毒和埃可病毒。手足口病多发生于 5 岁以下儿童，

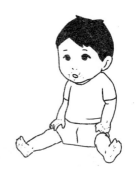

手足口病临床特征：发病早期有点像感冒，急性起病，发热，一般为 38℃左右，部分患儿可伴有咳嗽、流涕、食欲不振、恶心、呕吐、头痛等症状。同时或 1～2 日后手掌或脚掌处出现米粒大小的疱疹，有时也会出现在臀部或膝盖处。疱疹周围有炎性红晕，疱壁厚，疱内液体较少。口腔内的疱疹破溃后即出现溃疡，常常流口水，不能吃东西。手足口病的"三个四"：四部曲，即主要侵犯手、足、口、臀 4 个部位；四不像，即不像蚊虫咬、不像药物疹、不像口唇牙龈疱疹、不像水痘；四不特征，即不痛、不痒、不结痂、不结疤。多数患儿 1 周左右自愈，少数患儿（大多与 EV71 感染有关）可引起心肌炎、肺水肿、无菌性脑膜脑炎等严重并发症。

手足口病有中度传染性。人与人之间的传染是通过直接接触感染者的鼻和咽分泌物或粪便。在发病的第一周传染性最强。发热是手足口病常见的首发症状。对手足口病无特效治疗方法。对症治疗以减轻发热、头痛和口腔溃疡引起的疼痛。预防措施:常洗手,尤其是换尿布后;消毒有可能被污染的物体表面;清洗脏的衣物;儿童发病头几天不要上幼儿园和学校或参加其他聚会。以上措施可大大减少传播,但还不能完全阻断传播。

绝大部分病人只对症治疗便可康复。手足口病通常在 7~10 天内痊愈。对于部分有严重并发症需要住院积极救治。

家庭护理要定时让患儿用温水冲漱口腔;禁食有刺激的食物,不要给予咸食,以免引起疼痛而拒食;饮食要易消化,吃一些清淡、质软、温性的饭菜,多喝温开水;要让患儿有足够的休息;要保证患儿衣服清洁,避免皮疹感染。如果孩子出现精神不好、高热不退需要及时就诊。

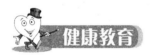 健康教育

一、饮食指导

1. 手足口病患儿哪些食物不能吃?

手足口病患儿由于口腔内长出疱疹,容易破溃,所以冰冷、辛辣、酸咸、煎炸等刺激性食物不能吃,以免刺激黏膜加重病情,如冷饮、辣椒、大蒜、生姜、腌制食物等。手足口病患儿还不宜食用鱼、虾、蟹等海鲜发物及鹅肉、甜腻之品。另外,块状及坚硬不易消化的食物也不能吃,以免加剧孩子口腔的疼痛、刺激胃肠道,影响营养的吸收。

2. 不同时期的手足口病饮食应注意什么?

儿童手足口病初期表现为嘴痛、畏食时,饮食以流质食物为

主,少食多餐,可服用牛奶、豆浆、米汤、蛋花汤等。食物要不烫、不凉,味道要不咸、不酸,可以让宝宝用吸管吸食,减少食物与口腔黏膜的接触,避免刺激口腔黏膜加重疼痛。在发疹的初期,有发热的情况,应给予胡萝卜马蹄水。胡萝卜含有丰富的维生素 A 和维生素 C,马蹄则具有利尿的作用,可以减轻发热时期聚集于膀胱的毒素,还可以补充发热时的体力消耗。

在退热阶段,嘴痛减轻时,饮食以泥糊状食物为主,可服用牛奶香蕉糊,将两个香蕉去皮后碾碎,牛奶和少许白糖用小火边煮边搅拌,煮沸后倒入香蕉拌匀即可食用。其中,牛奶提供优质蛋白质,香蕉富含碳水化合物、胡萝卜素和果胶,能提供热能、维生素,且润肠通便。另外,可服用胡萝卜柠檬奶昔,既补充营养又增加热量,促进康复。同样作用的汤羹还有蛋花汤、菊花胡萝卜汤、豆浆、山楂乌梅羹、绿豆粥、百合粥、萝卜粥、青衣饮、葡提汁、樱桃汁、蓝莓汁、山楂汁、草莓汁、西瓜汁、梨汁、猕猴桃汁、萝卜汁、荸荠汁等。

恢复期饮食上要多餐,量不需太多,营养要高。如鸡蛋羹中加入少量菜末、碎豆腐、碎蘑菇等。一般 10 天左右恢复正常饮食。鳕鱼含有丰富的蛋白质、维生素及钙、镁、硒等人体所需的微量元素,能很好地保护心血管系统,不仅能补充手足口病患儿所需的营养,还能预防心血管并发症。马齿苋是一种清热凉血的植物,可以用于煲汤和煮粥,对于热毒引起的手足口病疱疹有很好的辅助治疗效果。同样作用的食物还有绿豆、赤小豆、绿豆芽、百合、菊花脑、黄瓜、冬瓜、丝瓜、苦瓜、荸荠、马蹄、茭白、芦笋、冬笋、鲜藕、红白萝卜、茼蒿、小白菜、荠菜、芹菜、生梨、雪梨、猕猴桃、葡萄、提子、樱桃、草莓等。

二、运动指导

1. 小儿手足口病可以运动吗?

小儿手足口病具有传染性,在没有康复前不要进行户外运动及集体运动,避免传染给他人。可以通过在院子里或阳台上晒太阳,增强免疫力,提高抗病能力。手足口病患儿隔离两周后可以出门,进行散步等户外锻炼,但不能剧烈运动。

2. 小儿手足口病还可以上学参加活动吗?

对于发生这种疾病的小儿,应予以家庭隔离的方式,劝其家长将小儿带回家,一周后方能上学。在小儿相对集中的幼儿园,应经常对小儿使用的玩具、桌椅等物品予以消毒,小儿使用的教室和卧室也应予以通风消毒和紫外线消毒。手足口病是一种小儿多发的常见病,家长对此不要有过度的紧张和不安,及时将小儿带至医院予以正规治疗和给予小儿适当的饮食是关键。

三、 用药指导

1. 治疗小儿手足口病有哪些常用药物?

小儿手足口病一般对症治疗,可服用抗病毒药物及清热解毒中草药,补充维生素 B、维生素 C,一般抗病毒药物在发病 24～48 小时内服用最佳。对于口里长疱疹、有溃疡、口气臭的孩子,可用藿香、生石膏、防风、淡竹叶煎水饮用,可清心火,选用西瓜霜或冰硼散、珠黄散一种,吹敷口腔患处,每日 2 次,可治疗口咽部疱疹。如果孩子手足出现疱疹,则可采用外洗法,用野菊花、紫草、地肤子、苦参等煮沸,冷却至适中温度时浸泡手足,以起到清热、化湿、凉血的作用。

2. 小儿手足口病需要使用抗生素还是抗病毒药物?

通常给予一些抗病毒的药物治疗即可显效,如中成药:大青叶口服液、抗病毒口服液和双黄连口服液;西药利巴韦林片或口服液,均可有较好的疗效。对于少部分因口腔溃疡疼痛剧烈而拒食并伴有高热的小儿,可以给予利巴韦林、阿昔洛韦、莪术油等药物静滴;口腔溃疡可以使用碘甘油、锡粒散或西瓜霜喷剂等局部治疗。由于病毒感染容易并发细菌性感染,可以使用一些抗生素作预防性治疗,但大剂量高档抗生素治疗是没有必要的。

3. 手足口病孩子出现发热可以用什么药物?

已明确是手足口病的小儿,如果出现低热或中度发热,无需特殊处理,但要让宝宝多喝水。体温在 37.5℃～38.5℃之间的宝宝,多喝温水,并且做好冰贴、洗温水浴等物理降温。体温超过 38.5℃时可口服对乙酰氨基酚或布洛芬等退热药,或清热解毒的中药。口服制剂、肛门塞剂的退热效果没有明显差异,如果孩子没有一吃就吐、拒绝吃药的情况,尽量口服。对乙酰氨基酚的儿童用量为每次每千克体重口服 10～15 mg,每 4～6 小时使用 1 次;布洛芬的用量为每次每千克体重口服 5～10 mg,每 6～8 小时使用 1 次。根据孩子的年龄和体重或按照药盒上面相应的剂量来给药。

四、护理指导

1. 为什么对手足口病患儿以对症治疗和护理为主?

目前,手足口病没有特效治疗,主要以对症治疗和护理为主,护理上需要进行消毒隔离,保持饮食营养,口腔、皮肤护理等。生病的小朋友应该停止上幼儿园,同时不要与其他的健康小朋友接触,留在家中,一般需要隔离 2 周左右,直到热度、皮疹消退及水疱结痂。患病小朋友用过的各类用品、玩具、餐具都要消毒,用开水煮烫或者用家用消毒水都可以。注意保持皮肤清洁,防止感染。

为孩子提供清淡易于消化的流食或半流食。不能吃辛辣刺激及硬的食物,那样刺激口腔,小朋友会感觉更痛。多喝温开水。口腔内长泡,孩子可能会感觉痛,要注意保持口腔清洁。每次餐后应用温水漱口,口腔有糜烂时可涂金霉素、鱼肝油。还可以口服一些 B 族维生素,如维生素 B_2。

2. 手足口病口腔护理应该注意什么?

口腔黏膜疱疹、溃疡引起剧烈疼痛而影响食欲,加上发热导致唾液分泌减少,口腔容易感染。手足口病患儿往往因口腔疼痛而出现拒绝饮食、哭闹不眠、流口水等症状,此时家长要做好宝宝口腔清洁的工作,饭前饭后用生理盐水漱口,对不会漱口的宝宝,可以用棉棒蘸生理盐水轻轻地清洁口腔,擦小儿口腔内的两颊部、齿龈外面,再擦齿龈内面及舌部。张口不合作的小儿,家长可用左手的拇指、食指捏小儿的两颊,使其张口,必要时也可用勺子柄或筷子帮助撑开口腔。

对因疼痛不肯进食者,可在进食前用棉签蘸锡类散或金霉素甘油液涂口腔溃疡处或将维生素 B_2 粉剂直接涂于口腔糜烂部位,或涂鱼肝油,也可以口服维生素 B_2、维生素 C 等,辅以超声雾化吸入,以减轻疼痛,促使糜烂早日愈合。保持口腔清洁,避免细菌的继发感染。进食后用温开水或生理盐水清洗口腔,对患儿所用奶瓶、奶嘴及餐具每次用后要煮沸消毒,防止继发感染。

3. 对于手足口病的皮疹该怎样处理?

要保持手足口病患儿的皮肤清洁,防止感染。衣服、被褥清洁,衣着要舒适、柔软,穿全棉内衣,经常更换。剪短宝宝的指甲,避免抓挠,必要时包裹宝宝双手,防止抓破皮疹。手足部皮疹初期可涂炉甘石洗剂,待有疱疹形成或疱疹破溃时可涂 0.5% 碘伏。臀部有皮疹的宝宝,应及时清理大小便,保持臀部清洁干燥。

4. 如果孩子出现发热、有皮疹等症状,家长应该怎么办?

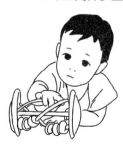

发现孩子发热、有皮疹等症状,尽快到正规医院就诊。孩子患病后暂停去幼儿园或学校,避免传染给他人,防止再感染其他疾病。根据医生建议,决定是否留院观察或治疗。若是手足口病、猩红热等传染性疾病的患儿,要对家里进行消毒,用肥皂、消毒液对日常用品、玩具、尿布进行消毒,对奶具、餐具煮沸消毒。患儿粪便及其他排泄物可用消毒剂或漂白粉消毒，衣被要在阳光下暴晒，室内保持通风换气。

5. 手足口病退热无效,怎么办?

手足口病患儿喂退热药后不退热，或退了又热的情况并不少见，不等于退热药无效，而是病情严重的表现。各种退烧药的效果都只能维持几个小时。持续高热不退，可交替使用对乙酰氨基酚和布洛芬两种退热药，最多 4 小时 1 次，不可同喂两药，疗程一般不超过 3 天。对于 6 个月以内的小婴儿，需谨慎使用退热药，因其肝脏解毒功能不完善，易发生毒副作用，以物理降温（如松解包被、温水擦身等）处理为主。手足口病有轻有重，高热不退或发热超过 3 天都是重症的诊断标准之一。此时应住院或留观，接受专科治疗。

6. 哪些情况提示患儿病情较重,必须立即就医。

手足口病的患儿如果高热不退，有呕吐、头痛、手抖，精神萎靡或烦躁不安等情况出现，需立即就医。

7. 手足口病患儿需要隔离多长时间?

手足口病，绝大多数情况下 7～10 天可以治愈。但粪便仍可以继续排泄病毒数周，所以手足口病患儿至少隔离 4 周，才能入托、上学。

五、预防指导

1. 怎样预防手足口病?

饭前、便后都应该给孩子洗手，包括外出归来后和玩耍后。给孩子勤剪指甲，彻底清洗儿童的玩具或其他用品，勤晒衣被，将孩子的餐具、玩具等用品及时消毒，减少接触病毒的机会，防止病从口入。家长也要注意自己的手卫生，也要清洗面部，以免孩子在亲自己脸颊时被感染。

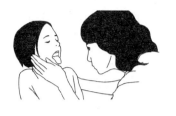

督促孩子不喝生水、不食生冷和不净食物,注意口腔卫生,进食前后可用生理盐水或温开水漱口。

家里要经常通风,防止空气污浊,不要带孩子到人群拥挤的、空气流通差的公共场所,特别是尽量避免与其他有发热、出疹性疾病的孩子接触,减少被传染的机会。

多晒太阳以消灭病毒,孩子的尿布、衣被等及时清洗、晾晒,对患儿粪便及时进行消毒处理。

若发现有孩子患了手足口病,要做到早发现、早治疗、早隔离。

2. 手足口病在哪些孩子和在什么时候发病率高?

手足口病的患儿主要是学龄前的儿童,一般5岁以内宝宝的发病率可占到90%,3岁以下的宝宝发病率最高。

每年的5~7月份和9~11月份是手足口病的高发时间。其中,5~7月份患病率最高,此时正值梅雨季,气候闷热潮湿,肠道病毒在23℃左右的温度中活性最强,且在潮湿的环境中存活的时间比干燥的环境中要长,此时孩子易感染肠道病毒引发手足口病。暑期里孩子彼此交叉感染的机会减少,手足口病的发病率迅速减少。到9月份入学季又是手足口病发病的第二个高峰,秋季是传染病的高发季节,孩子间易交叉感染。

3. 患过手足口病的孩子,是不是就有免疫力,不会再被感染?

手足口病是由多种肠道病毒感染引起的急性传染性疾病,病原体主要为柯萨奇病毒A组(5、9、10、16型)、B组(2、5型)以及肠道病毒71型等。鉴于手足口病感染的病毒种类较多,而且各病毒之间又不存在交叉免疫,因此,宝宝患了手足口病之后只可对所感染过的这种病毒具备免疫力,而对其他类型的病毒不会产生免疫保护,所以它不会像水痘一样,患过一次就可以终身免疫,而是宝宝患过手足口病后还会有可能再次被感染。

4. 手足口病通过哪些途径感染？

（1）消化系统：吃了被病毒污染的水源、食物等。

（2）呼吸系统：到人多空气不流通场所可能会感染病毒，患儿咽喉分泌物及唾液中的病毒可通过飞沫传播。

（3）接触性感染：通过唾液、疱疹液、粪便等污染的手、毛巾、手绢、牙杯、玩具、食具、奶具及床上用品、内衣等引起间接接触传播。孩子过于密集的地方病毒传播得比较快，如幼儿园、培训班等，老师和家长要格外注意。

5. 对手足口病患儿的餐具、玩具如何消毒？

含氯（如 84 消毒液）消毒剂、紫外线（如晒太阳）、高温（如煮沸）均有效。家庭中宜少用含氯消毒剂，因为其对皮肤刺激性较大，对织物有腐蚀作用。餐具、玩具、奶嘴、奶瓶、毛巾等物品如耐高温，尽量选择煮沸消毒法，用 50℃ 以上的热水浸泡 30 分钟或者煮沸 3 分钟，不耐高温的可选择含氯消毒液浸泡或者擦拭消毒，但消毒后一定要用流动水彻底冲洗，去除残留消毒剂。常用的 75％ 的医用乙醇对手足口病病毒没有杀伤力。

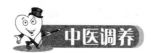

中医调养

1. 中医对小儿手足口病如何认识？

手足口病是由肠道病毒引起，以发热和手、足、口腔等部位的皮疹、疱疹或疱疹性咽峡炎为主要特征的一种常见于小儿的急性传染病。少数病人可并发无菌性脑膜炎、脑干脑炎、神经源性肺水肿、急性弛缓性麻痹和心肌炎等。该病一年四季均可发病，以夏秋季多见。手足口病属中医"温病""时疫"范畴，这是由于手足口病的发生具有突然性、暴发性、季节性及极强的传染性和流行性，同时多具有发热等前期症状。

本病由于外感时行邪毒,经口鼻而入,内犯于肺脾,肺脾受损,水湿内停,湿热熏蒸于外,而发皮疹、疱疹等。本病感受的邪毒为特殊的疫毒之邪,这种湿热之邪具有强烈的传染性,发病初期为毒热伤及肺脾,导致肺卫失和而见发热、流涕、轻咳、咽红等感冒症状,重者出现吐泻等脾伤证候,继而毒热入血、循行全身,而脾主四肢,开窍于口,邪伤脾则手足口受邪而热,热郁为疹,毒透成疱,引起手足口部位发生红疹,渐变水疱,并且出现口痛、咽痛、流涎、拒食、烦躁以及手足痒痛等症状。

2. 在中医辨证上小儿手足口病可分为哪些证型?

中医学上根据手足口病的病因病机、临床症状、伴随情况、舌苔、脉象等,将其分为邪犯肺脾型、湿热蕴蒸型、肺胃阴伤型。

邪犯肺脾型患儿咽喉红肿疼痛,流涕,咳嗽,食欲差,恶心呕吐,腹泻,口腔内、手足掌心出现米粒疱疹,疱疹分布稀疏,疱液清亮,伴有发热。可服用金银花、薄荷、黄芩等清热解表。湿热蕴蒸型患儿口腔、手足、四肢、臀部疱疹分布密集,成簇,色红,疱液混浊,疼痛难忍,伴高热、烦躁,口干口渴。可服用黄芩、黄连、石膏等清热解毒。肺胃阴伤型患儿热退疹消,口干咽燥,手足心热,食欲差,干咳少痰,或咳不出痰,舌红少苔或无苔,脉虚数。服用清燥救肺汤合沙参麦冬汤加减以养阴清肺,和胃降逆。其中桑叶轻宣肺燥,麦冬、沙参、玉竹养阴润肺,石膏清泄肺热,杏仁、枇杷叶苦降肺气。若患儿精神差,食欲差等以阴液亏少、脾虚失运者,可加用四君子汤加减。

3. 小儿手足口病常用中成药有哪些?

(1) 复方板蓝根颗粒

功效主治:具有清热解毒,凉血作用。用于咽喉肿痛、邪犯肺脾型手足口病患儿。

用法用量:每天3次,每次1包,冲服。

(2) 蓝芩口服液

功效主治：具有清热解毒，利咽消肿作用。用于急性咽炎、肺胃实热证所致的咽痛、咽干、咽部灼热，适用于邪犯肺脾型手足口病患儿。

用法用量：每天 3 次，每次 1 支，口服。

（3）蒲地蓝口服液

功效主治：具有清热解毒，抗炎消肿作用。适用于邪犯肺脾型、湿热蕴蒸型手足口病患儿。

用法用量：每天 3 次，每次 1 支，口服。

（4）黄栀花口服液

功效主治：具有清肺泻热作用。适用于发热、头痛、咽赤肿痛，湿热蕴蒸型手足口病患儿。

用法用量：每天 3 次，每次 5～10 ml，口服。

（5）金喉健喷剂

功效主治：具有祛风解毒，消肿止痛，清咽利喉作用。适用于咽痛、咽干、咽喉红肿、牙龈肿痛、口腔溃疡。

用法用量：喷患处，每次适量，一天 3～4 次。

4. 如何使用穴位按摩的方式缓解小儿手足口病伴随症状？

（1）清肺经：具有清热清肺，止咳平喘作用。

定位：无名指掌面。

操作：使患儿无名指微屈，在患儿无名指正面由指端向指根方向直推，每天一次，每次 200～300 推。

（2）清脾经：具有清热健脾作用。

定位：拇指末节螺纹面。

操作：使患儿拇指微屈，在患儿拇指正面由指端向指根方向直推，每天一次，每次 100～200 推。

（3）掐揉小天心：具有清热镇惊作用。

定位：儿童手指的掌根部，为大小鱼际交界处的凹陷中。

操作：操作者用左手稳定住小儿的左手，使之相对暴露、稳

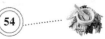

定,用右手拇指或其他手指指端蘸滑石粉按住小天心穴左右揉,或上、下、左、右掐揉之。每天一次,每次 3～4 分钟。

(4) 按揉天突、膻中:具有清热疏风、止咳平喘作用。

定位:天突在颈部,当前正中线上,胸骨上窝中央。膻中在前正中线上,两乳头连线的中点。

操作:操作者用拇指指端在小儿的天突、膻中穴中轻轻按揉,每天一次,每次 2 分钟。

(5) 指揉内劳宫穴:具有清热除燥之功效。

定位:内劳宫内位于掌心中央,屈指时中指、无名两指所指处中间。

操作:用中指端或拇指按揉,揉 100～200 次。

(6) 清天河水:具有退热作用。

定位:天河,位于前臂正中,腕横纹到肘横纹成一直线。

操作:用食指中指指面自腕推向肘,推 100～200 次。

(7) 退六腑:与清天河水协同具有清热作用。

定位:六腑位于前臂尺侧,自肘关节至腕横纹呈一直线。

操作:用拇指或食、中指两指面自肘推向腕,推 100～200 次。

5. 对于手足口病患儿可以用哪些中药药膳?

(1) 马蹄胡萝卜甘蔗汁:具有清热生津健脾功效。

原料:马蹄 100 g,胡萝卜 2 根、甘蔗 1 条。

做法:将马蹄、胡萝卜、甘蔗榨汁后即可服用。每天 1 次,一天饮完。

(2) 枸杞银耳羹:具有清热滋阴补肾作用。

原料:枸杞 20 g,银耳 30 g,山药 30 g,菊花 3 g,冰糖少许。

做法:将枸杞、银耳、山药洗净,加适量水炖烂,接着加入少许冰糖烊化,再散上菊花。每天 1 剂。

(3) 金银花板蓝根白茅根茶:具有清热解毒、凉血利咽作用。

原料:金银花 20 g,板蓝根 20 g,白茅根 20 g。

做法：将金银花、板蓝根、白茅根洗净一同放入砂锅,加水浸泡片刻,中火煎煮20分钟,用洁净纱布过滤取汁,放入容器,代茶早晚2次分服。

(4)麦门冬粥：具有清热滋阴生津作用。

原料：麦冬10 g,大枣2枚,粳米520 g,冰糖适量。

做法：将麦冬10 g,大枣2枚,粳米520 g洗净,加入适量水,煮粥服用。

(5)荸荠汤：具有生津润燥,开胃作用。

原料：荸荠150 g。

做法：将荸荠洗净,加适量糖,煮汤,加入新鲜甘蔗汁后饮服。

(6)绿豆鸡蛋汤：具有清热解毒降火作用。

原料：绿豆15 g,鸡蛋1只。

做法：将绿豆洗净,放在小锅里用水煮,水量1碗左右,待绿豆煮熟及锅里的水呈现出绿色后,将一只鸡蛋放在碗里打散,将打好的鸡蛋趁热倒入,注意把倒入锅中的鸡蛋再次搅散,随后关火,煎煮成汤,分次饮服。

(7)白萝卜粥：具有清热生津、助消化作用。

原料：白萝卜泥3大匙,熬软的稀粥4大匙。

做法：白萝卜叶洗净,切成碎末备用。将稀粥倒入磨臼内,加入高汤捣碎。将白萝卜泥倒入粥内,放入微波炉,调成高火,加热1分钟左右。取出后即可。

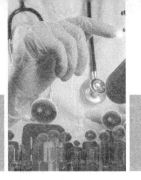

第五章

支气管肺炎

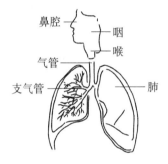

支气管肺炎是儿童时期最常见的肺炎，全年均有发病，气候转变及冬春季节最容易发生。发病较急，以发热、咳嗽、气急、鼻翼煽动及肺里有啰音为临床表现。支气管肺炎多由急性上呼吸道感染向下蔓延所致，或继发于麻疹、百日咳等呼吸道传染病；也可因居住条件差，通风不良，空气混浊，致病微生物较多而易发生本病。

引起肺炎的主要病原体为病毒和细菌，病毒中最常见的为呼吸道合胞病毒，其次为腺病毒、流感病毒等；细菌中以肺炎链球菌多见，其他有葡萄球菌、链球菌、革兰阴性杆菌等。低出生体重、营养不良、维生素 D 缺乏性佝偻病、先天性心脏病等患儿易患本病，且病情严重，容易迁延不愈，病死率也较高。

出院后家属对患儿要合理喂养，按时进行预防接种，要根据小儿的年龄、身体的发育情况，给予必需和足够的营养，及时和合理地添加辅食，适当增加户外活动，不断增强患儿的体质。要保持室内空气新鲜，勤开窗通风，注意休息，保证睡眠充足。天气变化时要增减衣服。尽量避免婴幼儿接触呼吸道感染的病人,尽量不带小儿到公共场合、人员拥挤的地方活动。在天气寒冷或气温变化较大时,尽量减少外出,预防感冒。

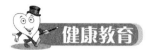

一、饮食指导

1. 出院后,小儿肺炎饮食需要注意些什么,哪些食物不能吃?

小儿患病时,营养物质消耗较大,加之发热及细菌毒素影响胃肠功能,消化吸收不佳,因而患儿体内营养缺乏的状况不容忽视。对此,家长要给小儿采用少量多餐、易消化的饮食,儿童饮食口味以清淡为佳,避免过咸、过甜、油腻、发物、刺激性食物,如巧克力、薯片、海鲜、辣椒、胡椒、芥末、川椒等调味品。油炸食物不易消化,不宜过多进食,甜食、刺激食物不要吃,以防止助热生痰。

加强营养,饮食应富含蛋白质和维生素,少量多餐,膳食种类搭配得当,粗细粮搭配,米豆混吃。肺炎患儿每天需食用鱼禽蛋类100~125 g,蔬菜100~125 g,水果1~2种。定时定量定点进食,注意饮食卫生。患儿多饮温开水,尤其是高热患儿,以流食为主,如人乳、牛乳、米汤、菜水、果汁等,并可补充维生素 C、维生素 A、维生素 D、复合维生素 B 等。

喂养方法正确,防止因喂食方式不当而引起吐奶、呛咳等现象,鼓励母乳喂养,逐渐添加辅食。避免养成零食吃得太多、偏食、挑食等不良习惯。

总之,肺炎患儿膳食总原则为:饮食宜选清淡、易消化的半流质,忌食荤腥、油腻、辛辣之品。喂奶的患儿应以乳类为主,可少食多餐,以免过饱影响心功能。

2. 为什么强调小儿肺炎出院后要多喝水？

肺炎患儿会因为发热，或张口呼吸，或出汗多，或饮食少，常使患儿缺水，并使痰液黏稠不易咳出，因此及时补充水分、增加液体摄进量，对于纠正或防止失水，具有非常重要的意义。要鼓励患儿多饮水。如患儿不能饮食时，可用静脉补液，这样有利于稀释痰液。但是，伴有心衰的患儿饮水要适量。

3. 小儿肺炎出院后可以适当多吃哪些水果？

梨：梨，味甘、微酸、性寒凉，具有生津止咳、润燥化痰、润肠通便的功效，对热病津伤、心烦口渴、肺燥干咳、咽干舌燥、噎膈反胃、大便干结等症状有一定的调节作用。治疗肺部疾病引起的咳嗽、咳痰有独特而明显的效果，著名的"梨膏糖"就是以甜梨为主原料制成的止咳成药。梨虽然是佳果，但也不宜多食，过多则伤脾胃，助阴湿，所以风寒咳嗽、脘腹冷痛、脾虚便溏者慎用。

苹果：苹果有生津止渴、润肺除烦、健脾养胃、润肠止泻等功效。有研究报告指出，每周吃 5 个以上的苹果，能够让肺部功能更健康，可以改善呼吸系统，缓解因干燥天气造成的不适。苹果的类黄酮素抗氧化成分能够有效对抗空气污染和抽烟的伤害，这种成分在茶、洋葱、红酒当中也都存在。

枇杷：中医认为，枇杷性凉，有润肺、清肺效果，每日生食枇杷数枚可以治疗小儿夏日肺热咳嗽、咳痰。枇杷不仅利肺气，还能"润五脏"，每天坚持食用，能够滋肺补肾，提高肺功能，增强抗病能力。

甘蔗：甘蔗入肺、胃二经，具有清热、生津、下气、润燥、补肺益胃的特殊效果。甘蔗不仅可以治疗因热病引起的伤津，心烦口渴，反胃呕吐，肺燥引发的咳嗽气喘，还有通便作用。

荸荠：荸荠煮熟可作水果食用，具有清热生津、化湿祛痰、凉血解毒等功效，可治疗热病伤津、口燥咽干、肺热咳嗽、痰浓黄稠等症，与莲藕榨汁共饮效果更佳。

橙子：富含维生素 B_1，适量吃橙子可以有效增加唾液分泌，促进消化，缓解咳嗽，保护肺脏健康。每天吃 1～2 个橙子，可生津止渴。

二、运动指导

1. 肺炎患儿可以运动吗?

肺炎治疗期应该多休息，不适宜运动。待肺炎缓解后适当外出活动，如散步、做操。对健康患儿建议平时加强体育锻炼，增强体质，多锻炼能够有效预防肺炎。病愈后家长要鼓励孩子和同龄的孩子一起玩。尽可能利用节假日，带领孩子参加一些社会生活，让他们开阔眼界，增长知识，从根本上防止疾病的滋生和蔓延。

2. 哪些锻炼法能预防肺炎发生?

摩喉：上身挺直，坐立均可，仰头，颈部伸直，用手沿咽喉部向下按摩，直至胸部。双手交替按摩 20 次为 1 遍，可连续做 2～3 遍。注意按摩时，拇指与其他手指张开，虎口对住咽喉部，自颏下向下按搓，可适当用力。这种方法可以利咽喉，有止咳化痰的功效。

捶背：端坐，腰背自然挺直，双目微闭，放松，两手握成空拳，反捶脊背中央及两侧，各捶 3～5 遍。捶背时，要闭气不息。同时，叩齿 5～10 次，并缓缓吞咽津液数次。捶背时要从下向上，再从上到下，先捶脊背中央，再捶左右两侧。这种方法可以畅胸中之气，通脊背经脉，预防感冒，同时有健肺养肺之功效。

三、用药指导

1. 小儿肺炎恢复期需要服用哪些药物?

营养支持治疗：适当口服维生素 C、维生素 E 等氧自由基清

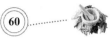
除剂,有利于疾病恢复。每天一次,每次 0.5～1 片。

保持呼吸道通畅:祛痰剂,如复方甘草合剂,每天 3 次,每次 5 ml;盐酸丙卡特罗口服液,不满 1 岁,每天 2 次,每次 2～3 ml;1～3 岁,每天 2 次,每次 3～4 ml;3～6 岁,每天 2 次,每次 4～5 ml;大于 6 岁,每天 2 次,每次 5 ml。

2. 儿童止咳药水有哪些? 服用时注意些什么?

咳嗽伴有气喘时,可选用含有麻黄碱成分的咳嗽药。这类药不能长期服用,否则容易引起心悸、头痛,甚至高血压和眩晕。有气喘的哮喘患儿需接受糖皮质激素治疗,而服用含麻黄碱的药物无效。

对于过敏因素引起的咳嗽,可选用含有抗过敏成分的止咳药,如含有氯雷他定成分的。这类药物长期服用会引起嗜睡、口干等不良反应,因此不可长期服用。

剧烈咳嗽或伴有胸痛时,可在医生的指导下选用含有磷酸可待因、右美沙芬、福尔可定等中枢性镇咳成分的止咳药水,但婴幼儿一般不主张用。由于这类药有支气管收缩作用,故不能用于支气管哮喘患儿。

急性呼吸道炎症初期,有少量黏痰不易咳出时,可选用含有氯化铵、愈创木酚甘油醚等成分的咳嗽药。这类药利于痰液咳出,但剂量不能过大,因为对胃肠道有一定刺激性。痰液黏稠、咳痰困难时还可选用含有乙酰半胱氨酸、羧甲司坦的止咳药。但支气管哮喘患儿不主张用含有乙酰半胱氨酸的止咳药,以免带来支气管痉挛的风险。

临床上常用的一些含磷酸可待因溶液的咳嗽药水,因可待因含量较低,治疗剂量并没有成瘾性,但若长期、大量、连续服用,易产生躯体依赖与精神依赖。这类药物的优势在于直接抑制咳嗽中枢,止咳迅速,适用于各种原因引起的剧烈干咳和刺激性咳嗽,尤其适合伴有胸痛的剧烈干咳,不适合痰多的患儿。这类止咳药一定要在医学专业人士指导下合理服用。

四、护理指导

1. 小儿肺炎的护理对环境有什么要求?

小儿肺炎要注意居住环境勤通风换气,以确保空气新鲜,每天开窗通风 2～3 次,每次 20～30 分钟,室温以 18～20℃ 为宜,相对湿度 60%。患儿所处的居室要避免煤气、尘烟等刺激,如家中要禁止吸烟,防止对患儿产生不利影响。

2. 孩子发热、咳嗽、痰多不易咳出,怎么办?

发热、咳喘期,应卧床休息,减少活动,喘憋明显者,取半卧位,经常给予翻身,变换体位;给患儿及时服药,多饮水,保持呼吸道通畅,清除口腔内分泌物,多变换体位,痰多黏稠不易咳出时,从下往上拍患儿后背,利于痰液排出;发热时要松解衣被,以免散热困难,出现高热惊厥,一般的发热可予温水擦浴等物理降温,38.5℃ 以上可给予口服退热剂;饮食宜清淡、易消化的半流质,忌食荤腥、油腻、辛辣之品;并注意应稳定患儿情绪,避免烦躁。

健康患儿冬春季节外出防止着凉。注意保暖,温度变化,尤其是寒冷的刺激可降低支气管黏膜局部的抵抗力,加重支气管炎病情。因此,家长要随气温变化及时给患儿增减衣物,尤其是睡眠时要给患儿盖好被子。如小儿易踢开被子,可在胸腹部盖一条小毛毯,防踢被后着凉。根据气候随时增减衣服,感冒流行期间勿去公共场所。患儿养成良好的作息习惯保证充足的睡眠。

3. 如何保持患儿口腔清洁?

由于患儿发热、咳嗽、痰多且黏稠,咳嗽剧烈时可引起呕吐,故要保持口腔卫生,以增加舒适感,增进食欲,促进毒素的排泄。婴幼儿可在进食后喂适量开水,以清洁口腔;年长儿应在晨起、餐后、睡前给小儿漱口或用棉球擦洗口腔。

4. 肺炎患儿发热时捂汗的做法正确吗?

这是不正确的做法。患儿在发热时,往往肢体循环会变差,所以手脚摸起来会有些凉,甚至会出现发抖的情况,这是因为体温上升导致的;另外,小儿的体温调节中枢发育还不完善,用"捂汗"的方法不但不能使体温下降,反而会使体温骤升,出现高热惊厥;所以,用衣服和被子把患儿裹得严严实实是不对的,应减少盖被,以利于散热降温。

5. 肺炎患儿发热时应如何进行物理降温?

患儿如无高热惊厥史,体温在 38.5℃以下可行物理降温。物理降温的方法较多,如冰袋冷敷、温水浴或温水擦拭等。冰袋冷敷:将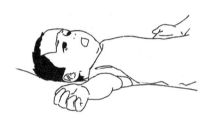毛巾用凉水浸湿后敷在患儿的前额部,每 5~10 分钟更换一次,也可以使用退热贴,可以迅速降低头部局部温度、保护脑细胞;还可将水袋中灌上凉水,枕在脑下,帮助孩子物理降温。

温水擦拭或温水浴:用 32~34℃的温水擦拭患儿的全身皮肤,在前额、颈部两侧、腋窝、腹股沟、腘窝及四肢屈面等处擦拭时间可稍长一些,以促进散热,但对于胸前区、腹部等冷敏感区域不宜擦拭,以免引起不适。

6. 肺炎婴幼儿发热为什么要及时降温?

婴幼儿由于神经系统发育不完善,体温调节不稳定,发生高热时易使神经系统过度兴奋发生惊厥。尤其在体温骤升时体温中枢调节紊乱,易发生惊厥。如果惊厥反复发生,会继发癫痫,造成不同程度脑损伤。

7. 小儿肺炎高热引起抽搐应如何进行急救?

立即给予紧急处理,及时送往医院。将患儿侧卧或头偏向一侧,不用枕头,头稍后仰,解开衣领,保持呼吸道通畅。用软布或手帕包裹压舌板放在上、下磨牙之间,防止舌咬伤,及时清除患儿口、鼻中的分泌物。用手指捏、按压患儿的人中、合谷、内关等穴位,及时予患儿行物理或药物降温。避免按压患儿肢体,以免发生骨折。

8. 肺炎小儿为什么必须做雾化?

当小儿患肺炎时,常常会有不同程度的咳嗽、咳痰等,较小儿童还可能有喘憋、喘息等表现;但由于痰液黏稠、再加上患儿年龄较小不会咳痰,往往使痰液不易排出,堵塞气道。雾化吸入可使药物微粒进入支气管、肺部的毛细支气管,使痰液变稀薄,利于排出。

9. 咳嗽了怎样辨别是上呼吸道感染(感冒)还是肺炎?

上呼吸道感染、肺炎是小儿最常见的疾病,小儿上呼吸道感染后常常有咳嗽,两者的症状有许多共同点,同时上呼吸道感染后也可能引起肺炎。一般从 5 个方面判断是感冒还是肺炎。

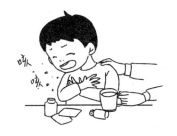

(1)发热情况:肺炎和上呼吸道感染都可发热,小儿上呼吸道感染的发热,以 38℃ 以下为多,持续时间较短,用退热药效果也较明显。小儿肺炎的发热多在 38℃ 以上,并持续 2～3 天以上不退,且咳嗽无明显改善,甚至有持续发热、寒战或是用退热药只能暂时退一会儿很快又再次发热。同时也要警惕不发热的小儿肺炎。大部分多有发热,值得注意的是新生儿、重度营养不良儿童体温可以不升甚至于严重病例低于正常。

(2)咳嗽情况:上呼吸道感染和支气管炎引起的咳嗽一般较轻,痰较少且容易咳出,不会引起呼吸困难,且咳嗽多呈阵发性。肺炎时则有剧烈、频繁的咳嗽,痰多且不易咳,甚至带有气喘、气促。新生儿肺炎则表现为不吃不喝,口吐白沫,但不一定有咳嗽症状。肺炎会出现呼吸急促,若小儿在安静状态下,2 月龄内婴儿呼吸频率 > 60 次/分,2～12 月龄 50 次/分,12 月龄～5 岁 > 40 次/

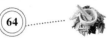
分,5 岁以上>30 次/分,则考虑肺炎引起的小儿呼吸频率增快,病情较重,需要及时就医。

(3) 观察是否有胸骨上吸入性凹征及小儿鼻翼情况:观察胸骨上吸入性凹征是肺炎的一个重要指标,所谓胸骨上吸入性凹限就是吸气时颈前下部、胸骨上的部位每次吸气时就会有凹陷,临床上还有一个医学上的专业名词叫吸入性"三凹征",就是再加上吸气时肋骨与肋骨之间、锁骨上窝出现凹陷,这说明肺炎已经影响了肺部气体交换,同时也会因为呼吸困难而出现小儿两侧鼻翼一张一张的。这两个指标都表明孩子已经有呼吸困难应尽快去医院就诊。小儿上呼吸道感染不会出现"三凹征"及鼻翼煽动。

(4) 听小儿胸部声音情况:由于小儿的胸壁薄,有时不用听诊器用耳朵听也能听到水泡音,所以家长可以在孩子安静或睡着时在孩子的脊柱两侧胸壁,仔细倾听。肺炎患儿在吸气末期会听到"咕噜"般的声音,称之为水泡音,这是肺炎的重要体征。小儿上呼吸道感染一般不会有此种声音。

(5) 精神状态、食欲、睡眠情况:上呼吸道感染的孩子在发热、咳嗽的同时精神很好,能玩、爱笑,就算精神不太好,多数还能玩耍,退热以后也会很快恢复。如果孩子精神萎靡、烦躁、哭闹,或昏睡、口唇青紫、抽风等,则说明孩子病得较严重,患肺炎的可能性大。患了肺炎的孩子食欲会显著下降,不吃东西或一吃奶就哭闹不安。如果确诊孩子已经患了肺炎,喂食时,让孩子多喝汤类食物,如果孩子食欲减退,应少量多餐,婴儿应增加每天的喂奶次数,以增强营养与体力。另外,肺炎的孩子多睡易醒,爱哭闹,甚至惊厥,夜里有呼吸困难加重的趋势。

10. 小儿止咳药水能几种一起服用吗?

在小儿咳嗽用药方面,家长切勿自行购买过多品种的止咳药水,因为有些止咳药水的有效成分是相同的,同时服用易引起药物过量,发生不良反应。特别是孩子年龄越小,药物的不良反应就会越大。其次,小儿服药必须根据年龄、体重,严格按照说明书上标示的单次服用量服用,切勿贪多,超剂量服用疗效不一定增加,反而更易发生不良反应。

另外,要养成科学卫生的药水储存习惯。在服用止咳药水时,切忌把药水瓶口直接与嘴接触,以免瓶口沾染细菌而污染药液。服用后应及时将其放置在避光、阴凉、干燥的环境中。开启后的止咳药水一般不宜久放,夏天不超过 1 个月,冬天不超过 3 个月。服用前要仔细查看颜色是否改变,是否有大量气泡、絮状混悬物、沉淀物等,避免服用过期药水。

11. 家长从哪些方面判断小儿肺炎的严重程度?

观察小儿是否呼吸快、呼吸费力、喘息、出汗多,吃奶多少,有没有疲乏无力等,什么时候不吃不玩了,什么时候喘息厉害了,什么时候面色青了,什么时候尿量减少了,什么时候冷汗淋漓了,什么时候昏昏欲睡了。就诊时家长提供这些都有益于医生对疾病的严重程度的准确判断。家长需要细致观察病情,发现孩子这些不适需要及时就医。

12. 怎样拍背有助于肺炎患儿的痰液排出?

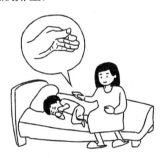

痰在气道、喉咙里更易滋生病原体,将痰液排出有利于肺炎恢复。多给孩子补充足够的水分,以稀释喉咙中痰液,使痰液容易咳出来。婴幼儿肌肉力量比较薄弱,比较难自主排痰,家长要对患儿进行拍背排痰法帮助患儿痰液排出。经常给孩子翻身或拍背,一方面可促进肺部的血液循环,另一方面拍背可使支气管内的痰液变得松动,易于排出。拍背排痰的最佳时间是清晨起床后,因为夜间由于体位关系,呼吸道内会沉积大量痰液。平时需在孩子吃奶、进食前进行。若进食后拍背会因为震荡过度造成呕吐,

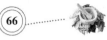

影响营养吸收。具体方法是：拍背时应将小儿直立抱起，家长拱起手背呈空心状，从下往上、由外向内、依次进行，拍打孩子的背部下方区域等更易沉积液体的部位。如果已患肺炎，还应着重拍有病区域，利用振动使痰更容易沿着气管排出来。注意拍打的手法，不能用手掌实心拍打，要用空心掌拍，否则排痰效果不佳。且拍背力量应均匀，力度适中，以发出"啪、啪"的响声为度，否则没效果。但对体质虚弱的小儿应区别对待。有条件的可行雾化吸入治疗后拍背效果更佳，可稀释黏稠的痰液，还可减轻呼吸道黏膜的充血与水肿，有利于炎症消退和痰液的排出。

13. 注射过肺炎疫苗就不会患肺炎了吗?

引起小儿肺炎的病原体很多，包括细菌、病毒、支原体、衣原体、真菌等，其中每一大类又有很多小类，如细菌中最常引起肺炎的细菌有肺炎链球菌、流感嗜血杆菌、卡他莫拉菌、肺炎克雷伯菌、金黄色葡萄球菌等。

目前，儿童接种的肺炎疫苗即肺炎链球菌蛋白结合疫苗，只对肺炎链球菌引起的肺炎有保护作用。且肺炎链球菌有 90 多个血清型，肺炎疫苗在我国可覆盖 80% 左右的致病血清型，但对其余20% 左右的其他血清型肺炎链球菌引发的肺炎及支原体、衣原体、真菌、病毒、寄生虫及其他细菌引起的肺炎没有预防作用。所以，肺炎疫苗不能预防所有病原体引发的肺炎，只是对一部分肺炎链球菌肺炎有预防作用。

14. 如何预防小儿肺炎?

预防小儿肺炎，增强体质、提高身体抵抗能力是关键。其次，避免环境影响，最好不要带小儿到公共场所、人员拥挤的地方活动，房间应经常通风、保持空气清新、干爽，父母患上呼吸道感染时应尽可能少接触年幼子女，接触时应戴口罩。加强营养、积极预防佝偻病、营养不良等，提倡户外活动，多晒太阳，培养良好的饮食及卫生习惯。加强家庭护理，小儿衣着不过厚或过薄，以不出汗为度,婴幼儿不要包裹过紧,加强早产儿及体弱儿(有基础性疾病)的保护和护理。

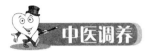

1. 中医认为小儿肺炎的病因和发病机制是什么?

小儿肺炎,中医称"肺炎喘嗽",是儿科常见的肺系疾病之一,临床以气喘、咳嗽、咳痰、发热,甚则张口抬肩、摇身撷肚为临床特征。从中医的角度来看,引起肺炎喘嗽的病因主要有外因和内因两大类。外因主要是感受风邪或兼夹寒、热、湿等邪气,邪气相干,扰乱肺脏气机,使气机升降出入运动失常。内因主要是小儿形气未充,肺脏娇嫩,卫外不固,如先天禀赋不足,或后天喂养失调,久病不愈,病后失调,则致正气虚弱,卫外不固,腠理不密,而易为外邪所中。

肺炎喘嗽的发病机制为外邪经皮毛或口鼻而入,侵犯肺卫,使肺气闭塞,郁生痰热,壅塞气道,不得宣通,肺失宣肃而引发咳嗽、气喘、痰壅、发热等。

2. 有哪些不同外因或内因而致肺炎喘嗽?

风寒:风寒之邪侵犯肺卫,肺气被寒邪所闭,肺气失于宣发肃降,肺气上逆,则致咳嗽、气喘,卫阳为寒邪所遏,阳气不得输布全身,则见恶寒发热而无汗,肺气郁闭,水液输化无权,凝而为痰,则见痰涎色白而清稀。

风热:风热之邪或外感风寒转化为风热之邪,侵犯肺卫,肺气郁闭,肺失宣肃,而致发热咳嗽,肺络郁闭,水液运化失权,凝聚肺络而为痰,或热邪炼液为痰,痰阻气道,壅塞于肺,则见咳嗽剧烈,痰壅,气急喘促。

痰热:风热之邪转化为痰热,痰热阻肺,肺失宣发肃降功能而

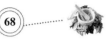

致咳嗽、发热、气急鼻煽、喉间痰鸣,痰热壅塞气道,气血运行不畅,胃失和降,则胸闷胀满、泛吐痰涎、口唇发绀,肺热壅盛,损伤津液,则见面赤口渴。

毒热:毒热之邪炽盛,肺气郁闭,或痰热炽盛化火,则致高热持续,咳嗽剧烈,气急喘促,烦躁不安,面赤口干,小便短黄,大便干结,毒热耗伤津液,津不上承口目,清窍不利,可见无涕泪,鼻孔干燥。

阴虚肺热:小儿形气未充,肺脏娇嫩,外邪损伤肺卫,病后或久病后正虚邪恋,耗伤肺卫之阴,则见久咳、干咳。余邪留恋不去,则致低热盗汗口干,舌红少津。

肺脾气虚:体质虚弱患儿或久病患儿,病情迁延不愈,易损伤肺脾,肺虚者,可见咳嗽咳痰无力,动则汗出,脾虚失于运化,不能健运,则食欲差,不思饮食,大便稀薄。若病程中肺气耗伤太过,正虚未复,余邪留恋,则发热起伏不定。

3. 小儿肺炎恢复期在中医辨证上可分为哪些证型呢?

中医学上根据小儿肺炎的病因病机、临床症状、伴随情况、舌苔、脉象等,将其分为肺脾气虚型、阴虚肺热型。

4. 哪些小儿肺炎可以辨证为肺脾气虚型? 该怎么辨证调养呢?

一般该证型患儿反复低热,面色白,精神萎靡,动则汗出,咳嗽无力,有痰,食欲差,大便次数多,不成形。可服用四君子汤加减,其中太子参、茯苓、白术、炙甘草、橘红、百部等补肺健脾、益气化痰。若汗出明显,加用浮小麦、牡蛎、黄芪、防风固表止汗;若咳嗽明显,可款冬花、紫菀宣肺止咳;若痰多,加象贝母、陈皮化痰;若食欲差、大便多而不成形,加山药、米仁、山楂、神曲健脾祛湿助运。

5. 哪些小儿肺炎可以辨证为阴虚肺热型? 又该怎么辨证调养呢?

一般该证型患儿病程长,低热,夜间睡眠时出汗,干咳,无痰,面色红,口干,舌红少津。可服用沙参麦冬汤加减,其中北沙参、麦冬、玉竹、天花粉、桑白皮、甘草等养阴清肺,益气止咳。若反复低热,加鳖甲、青蒿清热滋阴;若舌、面红,口干,加淡竹叶、芦根清热生津;若汗出明显,加牡蛎止汗。

6. 小儿肺炎常用中成药有哪些? 如何选择应用?

(1) 双黄连口服液

功效主治:具有疏风解表、清热解毒之功效。常用于发热,咳嗽,汗出,口渴,痰多,痰黄黏稠的患儿。

用法用量:一次 3~10 ml,每天 2~3 次。

(2) 鱼腥草片

功效主治:具有清肺解毒功效。用于咳嗽痰多,痰不易咯出患儿。

用法用量:每天 3 次,每次 2~3 片吞服。

(3) 猴枣散

功效主治:具有活血化痰功效。常用于咳嗽喘促、发热烦躁、痰多的患儿。

用法用量:每天 2 次,每次 0.3 g 口服。

(4) 小儿消积止咳口服液

功效主治:具有清热肃肺,消积止咳之功效。用于小儿食积咳嗽,痰热证,症见:咳嗽,以夜重,喉间痰鸣,腹胀,口臭等。

用法用量:口服,周岁以内一次 5 ml,1~2 岁一次 10 ml,3~4 岁一次 15 ml,5 岁以上一次 20 ml,一天 3 次。

7. 小儿肺炎常用的按摩方式有哪些?

(1) 按揉足三里、迎香穴、肺俞穴

定位:足三里:小腿外侧,膝眼下 3 寸,胫骨外开一横指。迎香穴:在鼻孔两侧,鼻唇沟上,取穴时正坐或仰卧姿势,眼睛正视,在鼻孔两旁五分的笑纹(微笑时鼻旁八字形的纹线)中取穴。肺俞穴:位于第三胸椎棘突旁开 1.5 寸,属膀胱经。

操作:按揉足三里、迎香穴、肺俞穴,每天 1 次,每穴按揉 2

分钟。

功效：宣通鼻窍，健脾补肺。主治肺脾虚，易咳喘、鼻塞患儿。

（2）揉掌小横纹

定位：掌小横纹在小指指根下，掌面尺侧纹头。

操作：用拇指指端按揉掌小横纹。每天 1 次，每次 100～500 次。

功效：清热散结、宣肺化痰、镇静安神。主治肺炎，咳喘等。

（3）清补肺经

清肺经：从指尖向指根方向直推，见图，推 200～400 次。

补肺经：在无名指面上旋推，补 200～400 次，见图。

主治：咳嗽、气喘、发热、咽痛。

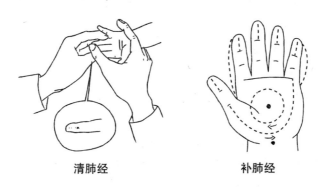

清肺经　　　　　　　　　补肺经

8. 怎样按摩可以预防上呼吸道感染，减少肺炎的发生?

首先，两手掌快速互擦，发烫为止，然后，用擦烫的手按在孩子前额，先按顺时针方向环摩面部 50 次，再按逆时针方向摩面 50 次，使面部微红有温热感。然后，以两手食指在孩子鼻两侧做快速上下推擦，用力不宜过重，以局部产生的热感向鼻腔内传导为度。接着，以双手大拇指和食指搓揉孩子双侧耳垂，反复操作 1～3 分钟，以耳垂发红、发热为度。再以全掌横擦孩子肩部，以透热为度。最后按揉合谷、曲池穴各 50 次。以上方法每天进行 1 次，可增加

1～3 次。除家长操作外,对年龄较大的孩子可以教他进行自我按摩。长期坚持,可达到远离上呼吸道感染的目的。

9. 肺炎康复过程中可以做哪些药膳给孩子?

小儿患病时,营养物质消耗较大,加之发热及细菌毒素影响胃肠功能,消化吸收不佳,因而患儿体内营养缺乏的状况不容忽视。对此,家长要给小儿采用少量多餐、易消化的饮食。以下有 5 种食疗方法供参考。

(1) 清肺粥:有润肺清心作用。

原料:鸭梨 4 个,鲜藕 200 g,大米 50 g。

做法:将鸭梨、鲜藕洗干净,加适量水煮半小时,捞去梨渣、藕渣不用,再加入米粥,趁热食用即可。

(2) 生津粥:有生津清肺作用。

原料:鲜芦根 50 g,麦冬 15 g,粳米 100 g。

做法:将生芦根、麦冬洗净,放水中煎煮后取汁,将粳米放入芦根麦冬汁中,煮成粥服用即可。

(3) 参枣粥:有益气健脾的作用。

原料:太子参 12 g,红枣 15 g,粳米 50 g。

做法:将太子参、红枣、粳米一起加水煮粥。

(4) 银耳、莲子、百合、排骨汤:有养阴健脾作用。

原料:银耳 75 g,莲子 20 g,百合 100 g,排骨 500 g。

做法:将上述选料清洗之后加水一起放入煲内煮沸,煲 3 小时。

(5) 柚子黄芪猪肉汤:可益气养阴,润肺化痰。

原料:柚子肉 5 瓣,白菜干 60 g,黄芪 15 g,猪瘦肉 250 g。

做法:上述诸药共煲汤服食,每天 1 剂,分两次服。

(6) 川贝梨:适用于咳嗽初起而痰多者。

原料:川贝 5 g,生梨 1 个,冰糖适量。

做法:先将梨切去头部,剜空梨心,放入冰糖、川贝,再将梨头

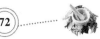
盖上,用牙签固定放入碗内同蒸,将梨与汁同服。

(7) 百合汤:适用于肺虚久咳。

原料:鲜百合 100 g(干品 30 g),冰糖适量。

做法:加水煎汤,饮汤食百合,早晚各 1 次。

(8) 三仙饮:有清热解渴、止咳化痰的作用。

原料:生萝卜 250 g,鲜藕 250 g,梨 2 个。

做法:切碎绞汁加蜂蜜适量。热咳者可生服,寒咳者将汁加生姜数片,蒸熟后服用。

10. 冬病夏治、冬病冬治的小儿敷贴是怎么回事?

冬病夏治、冬病冬治指一些在冬季容易发生或加重的疾病,在夏季或冬季给予针对性的治疗,提高机体的抗病能力,如穴位敷贴。穴位敷贴所选敷贴时间为三伏天、三九天。三伏天天气最热,气温最高,阳气最旺,人体腠理疏松,气血经络通畅,进行穴位敷贴有利于药物渗透吸收,能调整小儿脏腑,振奋肺脾阳气,清除体内寒气,温化寒痰。三九天是人所感受到最冷的时段,这一阶段阳气敛藏,气血不畅,皮肤干燥、毛孔鼻塞,此时利用穴位敷贴,让药物渗透皮肤,益气温阳,健脾益肺,疏风散寒,通络止咳,不仅能够帮助人体抵抗外邪,预防疾病,而且也会对夏天三伏贴的疗效起到加强和巩固的作用。敷贴药物可选用白芥子、细辛、生姜、延胡索、甘遂。其中,白芥子温通散寒、化痰行气,生姜、细辛温阳解表、温化寒痰,延胡索辛温行气、活血通络,甘遂泻肺化痰。诸药合用,辛温入肺脾,既可以止咳化痰,又具有增强肺脾功能。敷贴穴位可选用大椎、膻中、定喘、肺俞、膏肓。敷贴药物可通过穴位渗透皮肤,既可以达到壮脏腑、避免外邪入侵、治未病功效,对已病患儿又有化痰湿、健脾补肺作用。

11. 秋季为什么要养肺?

从中医学而看,肺属金,秋季养肺最为适宜,肺与秋季相对应,秋季气候燥,空气中缺乏水分的濡润,肺主皮毛,开窍于鼻,外感燥邪多从肌肤、口鼻而入，侵犯肺卫，肺气受损，出现咳嗽或干咳无痰、口舌干燥等症，诱发肺炎等呼吸道疾病。

中医中的"五脏六腑皆令人咳，非独肺也"，说明内脏原因也可导致咳嗽，其中尤以肺、脾、肾三脏的关系最为密切。"金水相生"说明秋天养肺是冬天养肾的基础，肺的呼吸不好，会影响到肾的纳气。脾主运化，为气血生化之源，但脾运化生的水谷之气，必赖肺气的宣降方能输布全身。总之，肺气虚则机体对不良刺激的耐受性下降，容易引起其他疾病，且肺功能在秋季时处于旺盛之期。所以秋季一定要养好肺，要以润燥、养阴、润肺入手养生。

秋季最佳养肺时间是每天上午的7～9点，此时是人体肺功能最强之时，进行慢跑、快走等有氧运动，有利于增强肺功能。每天晚上的9～11点是肺功能最弱之时，可以在晚餐后口腔中含一片梨，到睡前刷牙时吐掉，有滋养肺阴作用。由于秋天气候干燥，因此要比其他季节多喝500 ml左右的水，保持体内津液充足及肺脏与呼吸道的正常湿润度，多喝温水具有润肺作用。中医认为，笑能宣肺，还可锻炼人的肺活量，故平时忌伤感悲忧，宜多看些喜剧片让笑口常开。同时，服用一些生津润肺、补益肺气的食物有助于滋阴润肺，应多吃乌骨鸡、猪肺、燕窝、银耳、蜂蜜、芝麻、豆浆、藕、核桃、薏苡仁、花生、鸭蛋、生梨、甘蔗等。

12. 哪些中药具有滋阴润肺功效?

肺炎恢复期的小儿一般易肺气虚或肺阴虚，此时服用一些生津润肺的中药有助于肺气的恢复，如西洋参、沙参、太子参、麦冬、百合、玉竹、芦根、龟板等都是不错的选择，可以选择泡水喝或煎煮服用。秋天气候干燥，平时肺气虚易反复呼吸道感染的患儿，在秋季也可适量服用。但是，服用这些中药一定要对症下药，在医生的指导之下进行，千万不能够滥用药物。

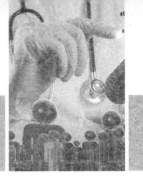

第六章
小儿哮喘

支气管哮喘简称哮喘,是由嗜酸粒细胞、肥大细胞和 T 淋巴细胞等多种炎性细胞参与的气道变应原性慢性炎症性疾病,使易感者对各种激发因子具有气道反应性,并引起气道缩窄。以反复发作性喘息、呼吸困难、胸闷或咳嗽为临床特征。本病病因复杂,与遗传和环境变化有关。常见的诱因有以下几种:外在过敏源,种类极多,包括室内的尘螨、动物毛屑及排泄物、蟑螂、花粉;感染,包括细菌、病毒感染、支原体、衣原体感染、真菌感染等;空气中的刺激物;气候变化,如冷空气;药物,如阿司匹林;食物;其他,如过度兴奋、运动或过度换气等。

哮喘严重影响了患儿的学习、生活及活动,影响儿童青少年的生长发育。不少哮喘患儿由于治疗不及时或治疗不当最终发展为成人哮喘而迁延不愈,肺功能受损,部分病人甚至完全丧失体力活动能力。严重哮喘发作,若未得到及时有效治疗,可以致命。由于小儿哮喘发病人群的特殊性,年龄较小,自我管理及约束能力差,患儿多无法独立完成治疗过程、保持合理的生活方式,需要家长对其进行监督、指导和帮助患儿的治疗行为,包括对医疗措施的遵从及对疾病预防措施的遵从,在一定程度上取决于家长的协助与配合。

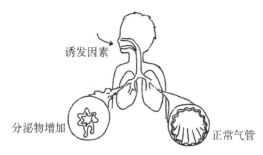

诱发因素

分泌物增加

正常气管

支气管哮喘示意图

哮喘治疗是一个长期持续规范的过程,患儿能否遵循规范的药物治疗需要医护人员和家长的不断强化和指导。家长应该掌握哮喘相关知识,对哮喘的本质、发病机制、药物治疗及管理有正确的认识,明白坚持长期规范治疗的重要性和必要性。进一步熟悉哮喘的诱因及避免方法,掌握正确使用雾化吸入装置及吸入技术,熟悉常用药物的作用特点、不良反应,掌握急性发作时进行简单紧急自我处理方法。因此,哮喘自我管理教育即家庭护理干预对小儿哮喘的控制和预防具有十分重要的意义。

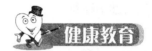

一、饮食指导

1. 小儿哮喘忌吃哪些食物?

哮喘患儿需查明过敏原,避免食用诱发哮喘的过敏食物,如鸡蛋、牛奶、虾等。同时,忌海鲜发物,如鱼、虾、螃蟹、竹笋、牛肉、羊肉、鸡肉、狗肉;忌辛辣刺激食物,如辣椒、花椒、米醋,这些食物刺激呼吸道,使病情加重;忌生冷油腻、甜食,如冷饮、饮料、巧克力、糖果、咖啡、煎炸食物等滋腻品,都可生痰,加重哮喘;不吃产气食物,如山芋、土豆、黄豆等,一旦进食这类食物,消化道产生大量气体,引起腹部胀气,对肺通气不利,还可诱发哮喘。

2. 小儿哮喘适宜吃哪些食物?

哮喘患儿大多体质差、消瘦而热量消耗大,合理的饮食能增强机体抗病能力,保证各种营养素充足和平衡。应根据患儿自身特点和饮食习惯,给予清淡易消化、足够热量、蛋白质、富含维生素的流食,半流饮食,鼓励多饮水,以补充丢失的水分。

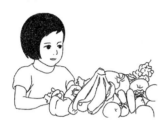

患儿饮食宜清淡且富有营养,增加含维生素多的食品,多吃新鲜蔬菜、水果,如新鲜大白菜、小白菜、萝卜、西红柿、生梨、莲子、橘子;补充足够的优质蛋白质,以满足炎症修复及营养补充,可选择猪瘦肉、豆类等含优质蛋白质的食物;多吃含镁、钙的食物有减少过敏的作用;多饮温开水,有利于稀释痰液,使痰易排出;吃一些补肺、健脾、补肾的食物,如杏仁、核桃仁、罗汉果、豆腐、枸杞子、茯苓、米仁、山药等,帮助患儿止咳化痰祛湿、健脾补肺。

3. 鸡蛋牛奶海鲜易过敏,是不是哮喘患儿都不能吃?

鸡蛋、牛奶、海鲜产品是小儿哮喘的常见过敏原,许多哮喘患儿家长都不敢给孩子吃鸡蛋、牛奶和海鲜,认为吃了这些食物就会诱发哮喘。其实,易过敏食物只是引起过敏发生的概率比其他食物要高些,但并不代表每个孩子摄入后都会过敏。只要对鸡蛋、牛奶和海鲜不过敏,哮喘儿童是不需要刻意去忌口的,可以适量服用,且鸡蛋、牛奶营养丰富,含有丰富的蛋白质、矿物质、维生素,其蛋白质的氨基酸组分易于被人体消化吸收,是首选的蛋白质来源。

过敏体质、湿疹或哮喘儿童首先应到医院进行过敏原筛查,积极查找引起孩子哮喘的过敏原,一旦明确孩子对某些食物或物品过敏,就要积极避免再次接触该过敏原,避免诱发哮喘。哮喘儿童如果首次吃某种食物时,先少量试吃,无咳嗽皮疹等不适,以后可放心吃。

二、运动指导

1. 哮喘患儿什么时候能运动,运动中要注意什么?

哮喘频繁发作时不宜进行运动锻炼,但在哮喘缓解后,处于稳定状态时再逐步适当参加活动,活动量适宜即可,不宜过度运动,不易做较长时间(5 分钟以上)的剧烈运动。运动前患儿应做 20 分钟左右的热身准备活动,到全身发热或微微出汗,再做强度稍大的运动。参加运动时,必须随身携带平喘药物,以备应急使用,且运动前 15 分钟可预防性吸入支气管扩张剂,以免运动中哮喘急性发作。运动中建议孩子用鼻子呼吸,减少水分和热量的丢失。室内的螨虫、尘螨与哮喘有密切关系,尽量减少室内活动,亲近自然。对花粉过敏者,花粉季节到来时避免在午间及午后外出。天气寒冷、干燥时,运动中要用口罩或围巾防护口、鼻,起到保暖保湿的作用。

2. 出院后在哮喘缓解期,患儿进行运动的原则是什么?

运动是控制哮喘计划中的重要环节。体育锻炼可促进新陈代谢,改善呼吸功能提高机体对温度及外界环境的适应能力,还可促进食欲,有利于疾病的康复。指导进行针对性的呼吸肌功能锻炼,根据患儿具体情况选择适合的锻炼方式,如步行、骑车、体操、游泳等健身运动。研究表明,持续 5 分钟以上剧烈运动,会引起气管缩窄,增加气道阻力,加重气短和喘息等症状,而短时间(1~2 分钟)间歇剧烈运动能减轻气道阻塞。运动时保持适度的强度,心率增加不超过基线心率的 50%,起到增强免疫力而不诱发哮喘的功效。

3. 哪些运动适合哮喘儿童?

哮喘儿童病情稳定时可适当参加运动,如散步、呼吸保健操、太极拳、文艺活动、瑜伽、游泳、骑自行车等。

　　散步对哮喘患儿比较合适,不仅不会伤害哮喘儿童,还可以增强体质,缓解病情。研究表明,哮喘病人每周用中等速度散步 3 次,坚持 12 周后,其哮喘症状得到了明显控制。建议散步前进行 5 分钟热身,接着进行 20～30 分钟的散步。

　　呼吸保健操有助于增强呼吸功能、增加通气、加强气体交换、提高肺活量,减少和防止哮喘复发。具体运动方法:①患儿坐位,背靠椅子,肘部支撑于椅子扶手上,两手掌心贴于腹部,肩、背放松。用口缓慢呼气,呼气末收缩腹肌,两手加压于腹,呼尽余气。继之用鼻吸气,扩张胸廓,放松腹肌,吸气尽力鼓腹。②患儿仰卧,两手置于腹部,两腿伸直,放松。用口缓慢呼气,呼气末双手加压腹部,并收缩腹肌,将气道残留气体呼出排尽为止。随后用鼻吸气,渐渐扩张胸廓,两手放松,同时腹肌放松,吸气末尽量鼓腹。

　　太极拳有锻炼身体多种功能的作用,是哮喘患儿康复较好的运动之一。它可使全身肌肉放松,柔和的动作可使患儿情绪稳定、心情舒畅,神经系统的兴奋、抑制得到良好的调节,保持胸廓的活动度和肺组织的弹性。

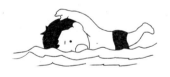

　　游泳特别适合哮喘儿童,因为游泳时在水中吸气要克服水的压力才能进行,水对胸部的压力很大,这时呼吸肌的负重就很强,长期进行这种练习,可使呼吸肌变得强而有力、增强胸廓的活动度,达到增强呼吸功能的目的;游泳还可以改善血液循环,使心肌收缩有力;经常游泳的儿童,能锻炼神经系统的调节功能,提高患儿对体温的调节能力,起到预防呼吸道疾病的作用。但是,游泳池中氯气含量过高易引起哮喘发作,因此游泳前最好先了解泳池中氯气的含量,并尽量选择一些室外通风较好的泳池。

　　瑜伽对于哮喘患儿来说是相当不错的运动,因为瑜伽里的呼吸运动能激活更多的肺部区域,能有效缓解哮喘患儿病情。

另外,骑自行车慢行、划船、慢跑、文艺活动、扩胸运动也都适合哮喘儿童。哮喘孩子骑车时最好保持相对缓慢、悠闲的车速。扩胸运动具体做法是:站立,双臂展开做扩胸动作,每次舒展胸廓3~5分钟。手臂由前平举快速变成侧平举并继续向后振,手臂要与肩齐平。

三、用药指导

1. 儿童支气管哮喘临床缓解期有哪些常用药物?

儿童支气管哮喘临床缓解期常用药物包括吸入型糖皮质激素、白三烯调节剂、缓释茶碱、长效 β_2 受体激动剂、肥大细胞膜稳定剂、全身性糖皮质激素、抗过敏药。

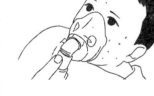

2. 吸入型糖皮质激素有哪些,服用时注意什么?

吸入型糖皮质激素是哮喘长期控制的首选药物,也是目前最有效的抗炎药物,优点是通过吸入,药物直接作用于气道黏膜,局部抗炎作用强,全身不良反应相对小,可有效控制哮喘症状、改善生命质量、改善肺功能、减轻气道炎症和气道高反应性、减少哮喘发作、降低哮喘死亡率。不良反应包括声音嘶哑、咽部不适和口腔念珠菌感染,所以每次吸药后应清水漱口减少局部残存。通常需要长期、规范吸入才能起预防作用。目前临床上常用的吸入型糖皮质激素有布地奈德、丙酸氟替卡松和丙酸倍氯米松。每天吸入 $100\sim200\,\mu g$ 布地奈德或其他等效吸入型糖皮质激素可使大多数患儿的哮喘得到控制。每 3 个月应评估病情,以决定升级治疗、维持目前治疗或降级治疗。

3. 白三烯调节剂有哪些,服用时注意什么?

白三烯调节剂分为白三烯合成酶抑制剂和白三烯受体拮抗剂,白三烯受体拮抗剂包括孟鲁司特、扎鲁司特、异丁司特等。

白三烯调节剂是一类新的非激素类抗炎药,其抗炎作用没有激素强,但它的优点是口服药物,使用方便,不含激素,不良反应小。具有抗炎作用,预防和减轻黏膜炎性细胞浸润,舒张支气管平滑肌,抑制运动诱发的支气管收缩。目前应用于轻度哮喘及合并过敏性鼻炎患儿的长期控制治疗,尤其适用于 2 岁以上儿童。对于中、重度哮喘儿童可以在吸入激素同时联合用药,其作用互补,效果叠加,可以减少吸入激素剂量。该药耐受性好,不良反应少,服用方便,近几年进行的大规模临床试验证实,长期使用未发现明显的不良反应,耐受性好,在儿童亦非常有效、安全,没有发生死亡和严重不良反应的报道。但如有肝功能不全或出现恶心、呕吐、肝肿大及黄疸,应测定肝功能。目前临床常用的制剂为孟鲁司特片:≥ 15 岁,10 mg,每天 1 次;6~14 岁,5 mg,每天 1 次;2~5 岁,4 mg,每天 1 次。孟鲁司特颗粒剂(4 mg)可用于 1 岁以上儿童。

4. 缓释茶碱服用时注意什么?

缓释茶碱具有舒张气道平滑肌、兴奋呼吸中枢和呼吸肌等作用,用于长期控制中重度哮喘,可与糖皮质激素联合应用,每日分1~2 次服用,以维持昼夜的稳定血药浓度。但是,茶碱的疗效不如低剂量吸入性糖皮质激素,且不良反应较多,如恶心、呕吐、头痛及轻度中枢神经系统功能紊乱、心律失常、血压下降等,也可出现发热、肝病、心力衰竭,过量时可引起抽搐、昏迷甚至死亡。由于茶碱毒性较强、不良反应多,故不推荐用于儿童哮喘的控制治疗,除非不能使用吸入性糖皮质激素者。

5. 长效 β_2 受体激动剂有哪些,服用时注意什么?

β_2 受体激动剂包括沙丁胺醇控释片、特布他林控释片、盐酸丙卡特罗、班布特罗、沙美特罗等。是目前临床应用最广的支气管舒张剂，尤其是气雾吸入广泛用于哮喘急性发作的治疗。目前推荐联合吸入糖皮质激素和长效 β_2 受体激动剂治疗哮喘，联合应用具有协同抗炎和平喘作用。由于其潜在的心血管、神经肌肉系统等不良反应，一般不主张长期使用。口服 β_2 受体激动剂对运动诱发性支气管痉挛几乎无预防作用。盐酸丙卡特罗：口服 15～30 分钟起效，维持 8～10 小时，还具有一定抗过敏作用。≤6 岁：1.25 μg/kg，每天 1～2 次；>6 岁：25 μg 或 5 ml，每 12 小时用 1 次。班布特罗是特布他林的前体药物，口服吸收后经血浆胆碱酯酶水解、氧化，逐步代谢为活性物质特布他林，口服作用持久，半衰期约 13 小时，有片剂及糖浆，适用于 2 岁以上儿童。2～5 岁：5 mg 或 5 ml；>5 岁：10 mg 或 10 ml，每日 1 次，睡前服用。沙丁胺醇气雾剂，每次 1 喷，一天 2 次。

6. 抗过敏药有哪些，服用时注意什么？

抗过敏药对哮喘的治疗作用有限，但对具有明显特应症体质者，如伴变应性鼻炎和湿疹等患儿的过敏症状的控制，可以有助于哮喘的控制。常见的有西替利嗪、氯雷他定、酮替芬等。盐酸西替利嗪，6～12 岁儿童每天 1 次，每次 10 mg 或每天 2 次，每次 5 mg，2～6 岁儿童每天 1 次，每次 5 mg。偶见轻度的困倦、头痛、头晕、口干与胃肠道不适等不良反应。氯雷他定糖浆，口服，成人及 12 岁以上儿童每天 1 次，每次 10 ml；2～12 岁儿童：体重>30 kg，每天 1 次，每次 10 ml，体重≤30 kg：每天 1 次，每次 5 ml。常见不良反应有乏力、头痛、嗜睡、口干、胃肠道不适包括恶心、胃炎以及皮疹等。罕见不良反应有脱发、过敏反应、肝功能异常、心动过速及心悸等。酮替芬，6～12 岁儿童，每天 2 次，每次 0.5 mg；3～6 岁儿童，可按每天每千克体重 0.05 mg 给药。3 岁以下儿童不推荐使用本药。服用后可出现困倦感、乏力感等不适。

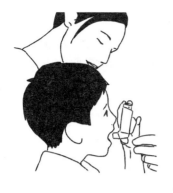

7. 激素不良反应大，哮喘患儿是否可以长期使用激素雾化？

很多哮喘患儿家长担心吸入激素会对孩子的身体造成影响，导致孩子长不高、会长胖、性早熟、药物依赖等。所以许多家长拒绝给哮喘孩子用激素预防药或过早停药，结果导致孩子哮喘发作越来越频繁。其实哮喘不能控制的危险远比激素治疗的危害要大。

哮喘是一种气道慢性炎症性疾病，使用抗生素治疗无效，目前全球防治哮喘疗效最好、不良反应最少的方法是微量激素吸入法。实际上治疗哮喘使用的雾化对孩子的生长发育是没有影响的，喷雾激素直接作用于气道，吸收到血液而到全身的药量是微乎其微，是一种安全有效的治疗方式。激素雾化引起的全身不良反应明显少于静脉、口服给药。如果一旦哮喘没控制，再次急性发作时，需要口服或静脉用激素才能控制哮喘发作，所以哮喘患儿长期雾化吸入利远远大于弊。

四、护理指导

1. 护理哮喘患儿有哪些注意事项？

在居住上，哮喘患儿的居住环境宜空气新鲜流通，阳光充足，安静，冬季注意保暖，夏季注意凉爽通风。保证室内温度维持在$20\sim23℃$，空间湿度维持在$50\%\sim65\%$，确保湿度适宜，避免对患儿的气道形成不良的刺激。室内不宜出现刺激性气味，不在居室内喷洒香水或杀虫剂，不放置大量新的印刷品，不摆放开花的植物。地面上不要使用地毯，并保持地面清洁干燥。不要在家饲养狗、猫、鸟等宠物。居室尽量选用百叶窗帘来代替布的窗帘，以防积尘。哮喘患儿尽量不与毛绒玩具密切接触。哮喘患儿的床上用品不要选用羽绒等动物皮毛的制品，并经常清洗床上用品及衣物，以防尘螨繁殖，不能清洗的衣服要经常拿到阳光的直射下照射。总之要祛除诱发因素，包括尽量避免接触油漆、花粉、烟雾、刺激性气体、尘螨等诱发因素。

在穿着上，儿童易排汗，需保持衣物和被褥的整洁、干爽。哮喘患儿不要穿腈纶、涤纶等化学纤维衣料及羊毛内衣、鸭绒背心、动物毛皮衣物，这些易引起过敏、荨麻疹、哮喘。在衣料的选择上，哮喘病人的内衣以纯棉织品为宜，且要求面料光滑、柔软平整，衣服不宜过紧。

在饮食上，建议新生儿母乳喂养，避免患儿食用过于杂乱的食物，提倡少量多餐，尽可能地不要出现饮食过饱的现象，多饮温开水。根据自己既往的生活经验和过敏原检测明确过敏的食物，避免进食致敏的食物。

保证患儿睡眠时间与质量，盖好被子，并防止风、寒气等入侵。

同时，注意患儿心理护理，患儿在首次哮喘发病时会因呼吸不顺畅而感到惊慌，情绪会有较大的波动起伏。此时做好解释工作，关心安慰鼓励，让患儿平复情绪，减少心理压力及恐惧感，增加治疗信心。

2. 如何识别哮喘发作的先兆症状？

当患儿出现眼鼻痒、喷嚏、频繁咳嗽、呼吸加快、峰流速值下降等，立即予坐位或半卧位，安抚患儿稳定情绪，按规范治疗原则，及时准确地给予吸入沙丁胺醇、特布他林等 β2 受体激动剂和糖皮质激素，以终止哮喘急性发作。如用药后未能很快缓解，应及时复诊求医。

3. 小儿哮喘常见的过敏原有哪些？

常见的过敏原包括食物过敏原、吸入性过敏原、药物过敏原。

食物性过敏原有牛奶及奶制品、禽蛋类、海鲜、油料作物、豆类及坚果类、水果类及某些肉类及其肉制品、其他食物及食品添加剂。牛奶及奶制品是诱发儿童哮喘的最常见食物,牛奶中含有多种蛋白质成分,其中的乳清蛋白和酪蛋白为主要过敏原。牛奶经高温煮沸处理后,其致敏程度可明显减弱。对没有机会母乳喂养,但又对牛奶过敏的孩子,可以在有经验的医生指导下用适度水解配方奶粉、深度水解配方奶粉、甚至游离氨基酸配方替代,也可以考虑采用山羊奶来替代。禽蛋以鸡蛋为主,其中蛋清容易导致过敏,蛋黄很少诱发过敏。鹌鹑蛋、鸭蛋、鹅蛋和鸵鸟蛋等也可不同程度引起过敏症状。海鲜,主要是鱼、虾、蟹类、鱿鱼、贝类和蚌类等均可导致过敏,即使煮熟也常常诱发过敏。花生、芝麻、棉籽等油料作物含有较高的蛋白质和多糖,会诱发过敏症状。黄豆及豆制品、核桃、开心果、腰果、大杏仁、榛子、松仁和栗子等坚果类的果仁引起过敏较为常见。某些水果如桃子、苹果、葡萄、柿子、樱桃、香蕉、芒果、柑橘类、杏、枣、菠萝和草莓,及牛肉、羊肉等肉类都可诱发过敏性疾病症状,特别是水果的种子和皮、腐败的肉类更容易诱发过敏。谷类、芹菜、大葱、香料、咖啡及食品调味剂等也会诱发过敏。

　　吸入性过敏原主要分室内过敏原和室外过敏原。室内过敏原包括室尘、尘螨、真菌和蟑螂等,室外过敏原主要包括花粉和真菌等。屋尘螨是目前全球最重要的过敏原,以人体脱落的皮屑为食物,主要寄生于卧室的床铺卧具、地毯或沙发上,在温暖而潮湿地区具有孳生优势。屋尘主要包括人类的上皮脱屑、动物皮毛和脱屑、尘螨及分泌物、霉菌及代谢产物、花粉、棉花纤维、植物纤维、食物残渣等。屋尘中的有机成分是引起过敏的主要致敏原,平时避免扬尘。室内空气中和环境大气中的真菌及其分枝孢属也是引起过敏的主要过敏原。在沿海、热带、湿润多雨和海拔较低的地区,尤其在夏季,其周围环境和居室中的真菌极易孳生。目前多雨的南方(如深圳)真菌致敏非常多见。蟑螂、猫、狗、兔、鸟等宠物的分泌物、皮屑和脱毛是导致过敏性疾病的主要致敏原之一。羽绒服、羽绒被等已经证实可引起过敏。常见的春季致敏花粉包括杨属、榆属、柳属、松属、柏科、枫杨属、构属、白桦属、槭属、榛属、银杏属、悬铃木属、胡桃属、桉属、桑属;夏季致敏花粉以禾本科植物花粉为主,主要包括玉米、高粱、小麦、葎草、莎草、藜科和苋科植物等花粉;秋季致敏花粉主要包括豚草属、蒿属、藜科等。用蚕丝作为原料制成的丝制品如丝棉、丝绸等或以丝棉作为棉衣、棉被的填充物或毛衣、地毯的辅料等都是致敏原。

此外,引起哮喘症状的药物种类繁多,其中以解热镇痛类药物(阿司匹林和非甾体类抗炎药物等)、抗生素类、β受体阻滞剂、含碘造影剂和蛋白质制剂较为常见。

4. 如何避免患儿接触过敏原?

家居的环境要保持清洁、舒适,空气要保持新鲜,阳光要充足,要保证患儿处在无烟的环境中;不摆放新近涂过油漆的家具;不放置花草;床单被褥及枕头要经常进行晒洗处理,尽量避免为患儿提供皮毛、丝绵、羽绒或化纤等物品;患儿一定要穿棉织的内衣裤;房间的灰尘要经常采用湿式清扫法或使用吸尘器进行打扫;避免患儿与家养猫、狗、兔子等进行接触;不要在患儿的面前抖面袋、拍打物体上的灰尘、拆毛衣等。新装修的房子要通风6个月左右,再让孩子入住。

5. 孩子哮喘急性发作时怎么处理?

当患儿出现严重呼吸困难、口唇、指甲青紫时应尽快吸氧,家属迅速取出家用吸氧瓶,以每分钟3L的高流量氧气通过鼻导管或面罩给患儿吸入。立即让患儿吸入手边备用的气喘喷雾剂,用量参见该剂型的说明书。一般沙丁胺醇(喘乐宁)气雾吸入,按压1~2喷,每天不超过6~8喷。向"120"急救中心呼救,请急救医生前来救治或护送患儿到医院就诊。注意室内通风,注意患儿保暖。

6. 对于小儿哮喘,为什么还要进行心理护理?

哮喘是与心理应激有密切关系的一种躯体性疾病,心理应激

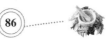

可诱发或加重哮喘发作。哮喘发作时的喘憋、濒死感又刺激患者产生心理应激,形成恶性循环。焦虑和恐惧的程度均与疾病发作的频率及危重程度呈正相关。不良事件引起情绪急骤变化,通过自主神经,尤其是迷走神经的作用,促进乙酰胆碱释放,使支气管平滑肌收缩,黏膜水肿,诱发哮喘。因此,哮喘发作时,家长应陪伴在患儿身旁,稳定其情绪,以免恐惧烦躁加重病情。由于小儿心理发育尚不成熟及因住院、治疗而导致缺课,身体耐力差、许多日常活动和体育运动受限制,患儿容易产生孤独感,变得自卑自弃。家长应关注患儿的心理状况,及时给予心理支持和疏导,消除不良心理,树立战胜疾病的信心。

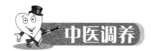

1. 从中医的角度看,哮喘是怎么回事?

哮喘是一种反复发作的哮鸣气喘性肺系疾病,是小儿时期常见的疾病。临床以发作时喘促气急,喉间痰吼哮鸣,呼气延长,严重者不能平卧、呼吸困难、张口抬肩、摇身撷肚、口唇青紫为特征。喘指气息言,哮指声响言,两者往往并存,故合称哮喘。

哮喘发作有明显的季节性,冬春两季的发病率较高,常反复发作,每因气候骤变而诱发。哮喘的发生,既有内因,又有外因。内因为痰饮内伏,外因主要为感受外邪,接触异气、异味、异物。一般为外因诱发,触动伏痰,阻塞气道所致。

内因:小儿脏腑娇嫩,形气未充,肺、脾、肾三脏不足,痰饮留伏,是发病的主要内在因素。小儿肺脏娇嫩,脾常不足,肾气未充。肺气虚则卫外失固,腠理不固,易为外邪所侵,邪阻肺络,肺气失宣,肺之治节无权,失于输布,津液凝结为痰;脾常不足,脾失运化,水谷精微不能输布,生湿酿痰,上贮于肺;肾气虚弱,不能蒸化水液而为清津,上泛为痰,聚液成饮。

外因:外感六淫(气候骤变,寒湿失调),接触异物异味(如花粉、煤烟、羽毛等),嗜食酸、咸、甜腻、生冷都是外因,是哮喘发生的重要条件。邪入肺经,引动伏痰,痰阻气道,肺失肃降,气逆痰动而为哮喘。

哮喘的病位主要在肺,其主要发病机制为痰饮内伏,遇外来因素感触而发,反复不已。发作时,痰随气升,气因痰阻,相互搏结,阻塞气道,气机升降不利,以致呼气不畅,气息喘促,咽喉哮吼痰鸣。邪蕴肺络,肺气壅塞不畅,胸部室闷。肺气不宣,致心血瘀阻,可致肢端、颜面出现发绀。邪盛正衰,气阳外脱,可见额汗、肢冷、面色白、脉微等喘脱危候。

2. 小儿哮喘缓解期在中医辨证上可分为哪些证型呢?

中医学上根据小儿哮喘缓解期的病因病机、临床症状、伴随情况、舌苔、脉象等,将其分为肺气虚弱型、脾虚气弱型、肾虚不纳型。

3. 哪些小儿哮喘可以辨证为肺气虚弱型? 又该怎么辨证调养呢?

一般该证型患儿易反复上呼吸道感染,咳嗽,面色苍白,气短懒言,语声低微,倦怠乏力,出汗怕冷,四肢不温,舌质淡,苔薄白,脉细无力。可服用玉屏风散加减补肺固卫。方中黄芪补肺固表止汗,白术健脾益气,防风益气祛邪。若汗多者,加五味子、牡蛎固涩止汗。若四肢不温,加桂枝、附子温阳散寒。若咳嗽,加姜半夏、陈皮健脾止咳化痰。

4. 哪些小儿哮喘可以辨证为脾虚气弱型? 又该怎么辨证调养呢?

一般该证型患儿咳嗽痰多,食少,胸膈满闷,面色无华,乏力,肌肉消瘦,大便次数多、不成形,舌质淡,脉缓无力。可服用香砂六君子汤加减健脾化痰。方中党参、白术、茯苓、木香、陈皮、半夏、砂仁、甘草健脾益气和胃,厚朴、枳实理气畅中,当归养血活血,神曲、麦芽、山楂健胃消食,化积调中。若大便溏薄者,加白扁豆、山药健脾祛湿。若食欲不振者,加焦山楂、炒谷芽、炒麦芽健脾开胃。

5. 哪些小儿哮喘可以辨证为肾虚不纳型?又该怎么辨证调养呢?

一般该证型患儿面色白,形寒怕冷,下肢不温,脚软无力,动则心悸气喘,夜间遗尿,大便澄清,舌质淡,苔薄白,脉细无力。若见形体消瘦,腰膝酸软,睡眠时易出汗,醒后自止,手足心易热,口干喜饮水,大便秘结,舌红少津,脉细数者,为肾阴亏损,虚火内生。可服用金匮肾气丸补肾固本。若肾阴虚衰,水失蒸化,痰涎上泛者,加法半夏、胆南星止咳化痰。肾阴不足者,用六味地黄丸或麦味地黄丸加减补肾养阴。阴阳两虚者,可用参蛤散加淫羊藿、白石英、五味子、胡桃肉或用河车大造丸、紫河东粉、脐带粉等滋阴补阳。

6. 小儿哮喘治疗常用中成药有哪些?

(1)小青龙口服液

功效主治:具有解表化饮,止咳平喘作用。常用于肢体寒冷、流清鼻涕、白痰的患儿。

用法用量:每天2次,每次1支,口服。

(2)哮喘冲剂

功效主治:具有宣肺止咳,清热平喘作用。适用于发热、面红口干、黄痰、大便干结不畅等肺热哮喘患儿。

用法用量:每天2次,每次1袋,开水冲服。

(3)参蛤散

功效主治:具有补肺肾,定喘嗽作用。适用于易反复感冒、咳嗽无力、神疲乏力的哮喘缓解期患儿。

用法用量:每天1次,每次2~3 g,吞服。

(4)贝羚胶囊

功效主治:具有清热化痰,止咳平喘作用。用于痰热阻肺,气加清水适量,文火煮成稀粥,调味即可。随量食用。用于哮喘属于痰饮内盛者,症见咳嗽,痰多,呼吸不顺,甚则气喘,喉中哮鸣,胸脯满闷,脉滑等。

(4) 莱菔子粳米粥:有健脾消食、下气定喘的作用,适用于痰多气急,食欲不振,腹胀不适的患儿。

原料:莱菔子 20 g,粳米 50 g。

做法:莱菔子水研滤过,取汁约 100 ml,加入粳米,再加水 350 ml 左右,煮为稀粥,每日两次,温热服食。

(5) 芡实核桃粥:具有补肾纳气定喘作用,用于哮喘缓解期,属于肾虚不能纳气者,症见气短乏力,动则气促气急,畏寒肢冷,腰酸膝软,耳鸣。

原料:芡实 30 g,核桃仁 20 g,红枣 10 个,粳米 50 g。

做法:以上各味与粳米同煮成粥,分次服食,也可常食。

(6) 核桃太子参豆浆:适用于哮喘肾气虚,久喘,小便频繁,稍大的孩子还有耳鸣、腰酸的症状。

原料:核桃仁 500 g,太子参 50 g。

做法:核桃仁 500 g 炒熟,研成粉,太子参 50 g 研成粉,两者混合拌匀,每天取混匀的粉末 25 g,用豆浆(豆乳亦可)150 ml 左右冲匀,温服,也可以加些糖调味。每天服用 1～2 次,上述数量为一料,每一料为一个疗程。可以连服 2～3 个疗程。

(7) 补肾健脾饼:适用于哮喘脾肾两虚者,症见面色微黄或苍白,胃口不好,倦怠乏力。

原料:山药、茯苓各 50 g,黑芝麻、核桃仁各 100 g,面粉 500 g,白糖 150 g,植物油 50 g。

做法:上述各味炒熟研粉。再用面粉,白糖,植物油,混合,加水适量,拌匀后做成小饼,放在锅中或烤箱中烤熟。

(8) 虫草老鸭汤:适用于哮喘肾虚者,症见反复呼吸道感染,易感冒、打喷嚏,面色潮红,舌色偏红。

原料：老雄鸭一只，冬虫夏草 1～2 g。

做法：取老雄鸭一只，去毛及内脏，洗净，再和洗净的冬虫夏草、适量葱、姜、花椒、黄酒、盐一起放入锅内，加水适量，蒸煮 2 小时左右，即可食用。每周食用 1～2 次。

9. 冬令膏方适用于哪些孩子?

根据中医理论，冬季是一年四季中进补的最好季节，而冬令进补，更以膏方为最佳。人们在冬季阳气收藏之际，服用膏方防治疾病、固本清源，膏方具有很好的滋补作用，是一种治疗预防综合作用的成药。

一般正常的健康儿童是不需要膏方调理的，如肥胖儿、代谢紊乱、性早熟等患儿不使用膏方治疗。只有体质虚弱、某些慢性疾病患儿在疾病缓解时，才需及时服用膏方调理，通过合理调补，能增强体质、开发智力、增进食欲。主要有以下 4 类孩子适宜膏方调理：支气管哮喘患儿，经常流涕、湿疹；反复呼吸道感染，经常上呼吸道感染、咳嗽、肺炎等；生长发育迟缓，形体矮小瘦弱，食欲不振，自汗盗汗，遗尿等；其他如慢性泄泻、慢性胃炎、慢性肾炎、肾病综合征、心肌炎后遗症等疾病患儿。

10. 哮喘患儿服用膏方应注意什么?

膏方是根据人的不同体质、不同的临床表现而确立不同处方。开膏方时必须对每个小孩的体质进行诊断，有针对性地开出方子才有效果，盲目吃膏方，反而对身体不利。

一般 4 岁以上孩子适合服用膏方，服用膏方期间，避免进食辛辣刺激、肥腻、生冷等不易消化及有特殊刺激性的食物，以免妨碍脾胃消化功能，影响膏剂的吸收。同时，不宜饮茶、咖啡、可乐等，不宜与牛奶同时服用(可间隔 2 小时以上服)，因其中含钙、磷、铁易和滋补药中有机物质发生化学反应，而生成难溶解的化合物。有的孩子服用膏方后可能出现口干、便结等，可采用减半用量、延长服用时间等办法来解决。如遇发热、上呼吸道感染，急性腹泻呕吐或者哮喘发作时应暂停服用,等病症缓解后才可继续服用。

膏方宜存放在阴凉干燥处,冰箱冷藏更佳。一剂膏方可以服用月余,保存时需要注意防潮和防霉变。需要将膏方放进冰箱内,低温保存,如果没有冰箱要放在气候较冷、朝北通风的地方。

11. 哮喘能否根治?

许多哮喘儿童家长都会问这个问题。就目前的医学水平,哮喘只能控制,不能彻底根治。得哮喘主要有两大原因:一是与遗传因素有关,二是与环境因素有关。目前尚不能通过改变遗传因素来治疗哮喘。另一种环境因素,主要是外界的过敏原、职业因素、上呼吸道感染等原因引起,可以通过避免接触过敏原,脱敏治疗,抗炎治疗,改善机体免疫状态,减轻或逆转气道炎症反应等防治哮喘,从而尽量减少哮喘对患儿的生活影响。避免过敏原是最根本、最有效的方法。如果小儿哮喘在儿童期能够得到有效控制,气道的组织结构不发生不可逆性的改变。在青春期到来时由于免疫功能完善,内分泌的改变,有相当一部分患儿哮喘可以自愈。虽然哮喘不可能根治,但大部分孩子经过规范治疗后病情可以得到完全控制或良好控制。

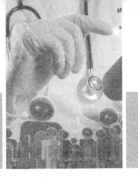

第七章
小 儿 腹 泻

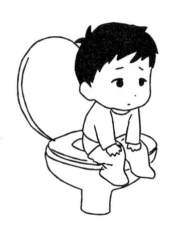

　　小儿腹泻是以大便次数增多和大便性状改变（如粪质稀薄如水样）为特征的一种小儿常见病,好发于夏秋季节。本病是造成儿童营养不良、生长发育障碍的主要原因。根据病因小儿腹泻常分为感染性腹泻和非感染性腹泻。感染性腹泻因感染细菌（如大肠埃希菌）、病毒（如轮状病毒等）引起。非感染性腹泻包括饮食因素、气候因素等。喂养不当,喂养不定时,不适当或以淀粉类食品为主食,或饮食中脂肪过多以及断奶后突然改变食物品种,均能引起轻～中度腹泻（消化不良）。气候突然变化,腹部受凉使肠蠕动增加;天气过热,消化液分泌减少;由于口渴,吸乳过多,增加消化道负担,均易诱发腹泻。大便为稀薄或蛋花汤样,无脓血和酸臭味,如不及时控制,易并发肠道感染。其他还有过敏性腹泻:如对牛奶或大豆制品过敏而引起的腹泻。原发性或继发性双糖酶（主要是乳糖酶）缺乏或活性降低肠道对糖的吸收不良引起腹泻。气候突然变化、腹部受凉使肠蠕动增加,或天气过热消化液分泌减少或由于口渴饮奶过多等都可以诱发消化功能紊乱导致腹泻。

小儿腹泻治疗原则为：调整饮食，预防和纠正脱水，合理用药，加强护理，防治并发症；避免滥用抗生素。取决于病因营养状况，急性腹泻多注意维持水、电解质平衡及抗感染，迁延及慢性腹泻应注意肠道菌群失调及饮食疗法。

预防小儿腹泻要注意饮食卫生和腹部保暖，不洁净的人工喂养是造成肠道内感染性腹泻的最大原因。孩子腹部保暖以免受凉后肠蠕动加快而加重腹泻。缓解肠痉挛，减轻腹痛，用热水袋热敷或喝热饮料，或用温水揉腹部。腹泻时切勿随便使用抗生素。

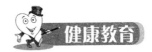

一、饮食指导

1. 小儿腹泻哪些食物不能吃？

注意饮食卫生，不吃变质食品，不要暴饮暴食。不吃辣椒、胡椒、芥末、洋葱等辛辣物，不吃西瓜、菠萝等生冷瓜果、生冷食品，这些都对肠道有刺激。减少牛奶等乳制品，不吃黄豆、绿豆、赤豆、豆浆、百叶等豆类或豆制品，这类含丰富蛋白质，引起肠胀气，会加重腹泻，可用米汤代替。酸奶因含有乳酸菌能抑制肠道内有害细菌，可以食用。不吃油炸、烧烤、腌菜、方便面等增加肠道毒素的垃圾食品。不吃巧克力、糖果等含糖量高的食品，不吃奶油、肥肉、动物内脏等高脂肪物，这些都会加重肠道负担。不吃玉米、芹菜、笋类等加速肠蠕动的粗纤维食物。不吃瓜子、杏仁、松子等滑肠的坚果零食。

2. 小儿腹泻饮食注意哪些方面？

在腹泻期间和其后，母乳喂养者继续母乳喂养，6 个月以下非

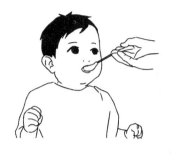

母乳喂养儿继续喂配方乳，6 个月以上的患儿继续食用已经习惯的日常食物，如粥、面条、烂饭、蛋、鱼末、肉末、新鲜果汁。鼓励进食，少量多次喂养佳。有严重呕吐者可暂禁食 4～6 小时（不禁水），好转后继续喂养。

腹泻停止后，继续给予能量丰富食物，且进食次数多于平常，持续 2 周，营养不良儿在身高体重恢复正常前，应给予额外进餐次数。

小儿腹泻多喝水，补充足够的水分，饮食以流质性、容易消化的为主，多吃温性食物，含钾钠钙镁等矿物质较多的碱性食物，如芥菜、胡萝卜、南瓜、桂圆、橙子、木瓜、杨梅、山楂、大米及其制品、面粉及其制品、牛肉、嫩猪肉、鸡肉、鱼肉、淮山药、板栗、糯米、红枣等。另外，可以食用些煮熟的苹果，有止泻作用。

3. 哪些膳食对小儿腹泻有好处？

煮苹果：煮透的苹果有收敛的作用，每天给宝宝吃一个，有助于缓解宝宝腹泻的情况。煮苹果时要隔水煮，或者加些冰糖，这样宝宝比较喜欢吃。

蛋黄膳：将鸡蛋煮熟后去壳和蛋白，用蛋黄放在锅内小火熬炼取油。1 岁内婴儿每天一个蛋黄油，分 2～3 次服，3 天为 1 个疗程，治疗腹泻，并有补脾益胃止泻作用。

焦米汤：先把米粉或奶糕研成粉，炒到颜色发黄，再加适量的水和糖，然后煮成糊状就可以了。米粉加水以后再加热，它的炭化结构有较好的吸附止泻作用。

胡萝卜汤：胡萝卜是碱性食物，所含的果胶能促使大便成形，吸附肠黏膜上的细菌和毒素，是一种良好的止泻食物。

栗糊膳：用 3～5 个栗子，去壳捣烂，加水煮成糊状，加糖调味后食用。每天 2～3 次，有温中止泻作用。

稀饭：当宝宝腹泻时，多给宝宝喝稀饭，既容易消化，又有营养。在熬稀饭时要熬的烂一些比较好。

软面条：当宝宝腹泻情况出现好转时，可以给宝宝煮些烂的面条，适当加一些青菜。这样能进一步给宝宝补充营养，宝宝吃了也比较好消化。

喝姜茶：当宝宝肚子受凉引起腹泻时，可以给宝宝熬制些姜茶，要把姜切成碎末，煮开水后放入姜末，然后放入少量的熟茶，每天给宝宝喝一些能缓解宝宝腹泻的症状。

山楂麦芽水：当宝宝因消化不良引起腹泻时，可以给宝宝煮些山楂麦芽水喝，效果不错，麦芽要选用炒熟的，山楂3～5个，再加上些红糖比较好。

4. 为什么提倡母乳喂养？有哪些需要注意的地方？

患儿母亲尽量坚持母乳喂养。母乳喂养，不但能帮助宝宝远离腹泻隐患，还能增强宝宝对各种病菌的抵抗力。母乳喂养的婴儿，妈妈在喂奶前，应将乳房擦洗干净；不要给宝宝嚼饭，这可能导致婴儿腹泻，有的妈妈怕烫着孩子，喜欢用舌尖舔一舔，试试温度，这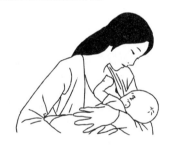是不好的习惯，还有的妈妈喜欢啄一下奶嘴，尝一尝奶的温度，这更不好，成人口腔内的正常细菌对宝宝来说可能就是致病菌。提倡母乳喂养，尤其在婴儿出生后的最初几个月及第一个夏季最为重要，尽量避免夏季断奶，合理喂养、定时定量，按时添加辅食，切忌几种辅食一起添加。

二、用药指导

1. 小儿腹泻有哪些用药？

按药品性质主要分为3类：抗菌药、微生态制剂、黏膜保护剂。头孢菌素等抗生素类药品对细菌感染性腹泻起效,适用于细菌性腹泻急性期。双歧三联活菌、复方嗜酸乳酸杆菌、枯草杆菌二联活菌颗粒等微生态制剂针对菌群失调引起的腹泻能起到补充有益菌的作用。蒙脱石散等黏膜保护剂,能吸收病原和毒素,增强黏膜屏障作用,使消化道内的病毒、病菌及其产生的毒素、气体失去致病作用。腹泻时要根据病因针对性用药,联合用药更须谨慎。

2. 微生态制剂怎么服用,服用时注意什么?

常用的枯草杆菌二联活菌颗粒(妈咪爱)、双歧杆菌三联活菌散(培菲康)能调节肠道菌群。枯草杆菌二联活菌颗粒:2 岁以下儿童,一次 1 袋,一天 1~2 次;2 岁以上儿童,一次 1~2 袋,一天 1~2 次,用 40℃以下温开水或牛奶冲服,也可直接服用。双歧杆菌三联活菌散:口服,用温水冲服。0~1 岁儿童,一次半包;1~5 岁儿童,一次一包;6 岁以上儿童及成人,一次两包;一天 3 次。虽然临床上应用微生态调节剂是安全的,到目前为止还没有因过量使用而发生不良事件的报告,但由于其作用的专一性较差,使用时应选择合适的适应证。

3. 黏膜保护剂怎么服用,服用时注意什么?

蒙脱石散(思密达),儿童 1 岁以下每天 1 袋,分 3 次服;1~2 岁每日 1~2 袋,分 3 次服;2 岁以上每天 2~3 袋,分 3 次服,服用时将本品倒入半杯温开水(约 50 ml)中混匀快速服完。治疗急性腹泻时首次剂量应加倍。蒙脱石治疗腹泻具有疗效快,对病原有很强的吸附作用,无不良反应。

4. 为什么补锌治疗?

对于急性腹泻婴儿每日补充元素锌可以缩短病程。

5. 哪些药儿童不能使用?

儿童不适宜用止泻剂,如洛哌丁胺(易蒙停)、复方苯乙哌啶(复方地芬诺酯)等,因为止泻药是通过麻痹肠道蠕动来达到止泻目的,抑制胃肠动力,可增加细菌繁殖和毒素的吸收,儿童盲目使用止泻药会导致延迟复原的时间,造成长期腹泻或过敏。另外,洛哌丁胺会影响中枢神经系统等,国内外均限制用于低龄儿,5 岁以下儿童禁用。复方苯乙哌啶(复方地芬诺酯),2 岁以下儿童禁用,2 岁以上儿童应慎重使用(严格控制用药剂量)。

儿童也不能用诺氟沙星、四环素等。诺氟沙星(氟哌酸)及其同类(喹诺酮类)药物有引起骨病变的可能,因此,12 岁以下小儿不宜选用。8 岁以下小儿应用四环素及同类药物如土霉素、多西环素(强力霉素)、米诺环素(美满霉素)等可致恒齿感染、牙釉质发育不良和骨生长抑制,而且长期使用对肝脏有损害。因此,8 岁以下的小儿应避免应用此类药物。

6. 小儿腹泻用抗生素有效吗?

病毒、细菌、喂养不当、腹部受凉、乳糖不耐受等都会引起小儿腹泻,若为细菌性的小儿腹泻,用抗生素有效,但多数小儿腹泻为病毒感染及喂养不当引起,因此使用抗生素无效。人体的肠道中生长着许多正常微生物,如双歧杆菌、乳酸杆菌,它们按照一定的比例在体内保持一种相对平衡的状态,能合成多种人体生长发育必需的维生素,避免病原菌的侵害,帮助排出有害物质等。如果使用抗生素,那么这些有益菌会被杀灭,而那些对抗生素不敏感的葡萄球菌、条件致病菌、肠道致病性大肠埃希菌等则会失去制约而大量繁殖,导致菌群失调。所以,一旦小儿出现腹泻不能滥用抗生素,应该在正规医院的儿科医师指导下用药。

三、护理指导

1. 小儿腹泻需要进行哪些方面的护理?如何进行护理?

由传染性病菌引起的腹泻,做好隔离,防止交叉感染。患病期间少与或不与其他健康儿接触,被排泄物污染的衣物要及时换洗、消毒,以免引起交叉和重复感染。具体措施有以下 3 点:①严格

100

无菌观念；②每天要用"84消毒液"或过氧乙酸消毒环境与器具，餐具要煮沸消毒，粪便要加消毒液消毒后再倒入厕所；③对于感染性腹泻患儿，食具、衣物、玩具、尿布等应专用，污染的尿布先清洗干净后再用沸水泡烫，并在固定的地方让阳光直接曝晒，利用紫外线再次消毒。

恢复期的患儿注意其营养的补充，逐渐增加容易消化的食物，并注意患儿环境，尽量避免感染机会。

2. 做好饮食卫生预防腹泻，如何防止"病从口入"？

预防腹泻的最好方法，就是把好"病从口入"关。教育孩子养成饭前便后洗手的习惯，不要让孩子喝生水，不乱吃小摊上出售的不洁食品，平时多带孩子到户外活动，以增强对气候变化的适应能力，并可增强病菌的抵抗力。对婴儿来说，要注意哺乳卫生，食具要消毒，最好每天煮沸消毒一次。食物要现吃现配，不可贪图方便而吃隔夜食物或冰箱食物。喂奶的母亲应保持乳房的清洁，勤换内衣，尽量减少感染的机会。还要注意玩具的清洁，小儿容易将玩具放入口中，或玩过以后将手放入口中，这就造成了感染机会，而这一感染机会又往往被年轻的父母们所忽略。

3. 小儿腹泻恢复期适合运动吗？

体弱儿需加强户外活动，增强体质，有利于预防腹泻发生。婴儿可选择自由活动，一定要保证安全；幼儿可骑童车、荡秋千、滑滑梯；大一点的儿童可选择走、跑、跳、体操、球类。但要避免腹部受凉。

4. 怎样判断孩子是否腹泻？

正常情况下，孩子每天排便次数在3次以下，大便是黄色或绿色的糊状便或软便，都是正常的。判断孩子是否腹泻，主要看大便的性状是否改变，其次看大便的次数。如果孩子平时每天大便1次，突然增加到3次以上，同时大便的性状也发生了改变。如变成水样便，或水和粪是分离的，这种情况就是出现了腹泻。有的孩子每天只大便一次,可是大便是红色血样或含有大量黏液的,也说明宝宝大便出现了问题。母乳喂养的小婴儿,每天大便一般在 5 次左右,虽然次数较多,但只要大便的水分含量不是太大、没有黏液和脓血,也不认为孩子患了腹泻病。

5. 发现孩子大便异常,家长要怎么做?

发现孩子大便异常后,首先,家长要观察大便的性状是否改变,如水分增多或出现黏液血便等情况,其次看大便的次数是否比平时明显增多。如果孩子大便出现黏液脓血便,或蛋花汤样,或水样、或褐色带血丝、或柏油样,或次数比平时明显增多且不成形,就要把孩子的大便收集起来,送到医院给医生看。一方面看性状是否发生了改变,另一方面送到检验科进行客观地检查。

6. 孩子腹泻要不要禁食?

孩子腹泻,即使禁食,肠道的肠液还是会分泌,而且饥饿状态下肠道的蠕动反而会更快,因此腹泻并不能停止。有些患儿还会因禁食饥饿而哭闹不止,甚至发生低血糖,体重明显减轻等症状。禁食不仅不利于患儿营养的维持,并且如果原来有营养不良者,其营养状况将更进一步恶化,还会影响肠黏膜修复、更新,降低小肠的吸收能力,使免疫力下降,反复感染,最后导致"腹泻,营养不良,再次腹泻"的恶性循环。

目前的主张是对急性腹泻应继续母乳喂食。继续喂食的宝宝食欲恢复快,大便次数并未因此增多,且抗病力较强,疾病恢复比饥饿及静脉营养者要快。对于严重呕吐者可暂时禁食 4~6 小时(不禁水),好转后继续喂食。

7. 如何判断腹泻婴儿是否伴脱水?

如果腹泻婴儿伴尿量、眼泪减少,皮肤及唇黏膜干燥、皮肤弹性差,前囟及眼眶凹陷,体重减轻,说明已经出现脱水,应立即来院就诊。

8. 小儿腹泻如何臀部护理?

小儿腹泻之所以会引起小儿红屁股,是因为大便中的酸性物质对宝宝的皮肤刺激非常大,而宝宝的皮肤很娇嫩,如果用软布或纸去擦的话,很快就会出现红屁股。

对于这种情况,要做好小儿臀部护理工作。平时勤换尿布,不要用塑料布包紧屁股,避免透气不好发生尿布疹。宝宝每次大便之后,用温水把宝宝的臀部和会阴部冲洗干净,用软布或柔软的纸来吸干宝宝肛门附近的水分。在擦洗干净臀部后,涂一些凡士林软膏、护臀膏,或医院配的氧化锌油。一定要让宝宝臀部上的水珠都蒸发后才给包上尿布。当天气温和时,可适当将宝宝屁屁暴露在空气中,每天 1～2 小时,这样可以防止尿布疹的发生。

如果宝宝已经出现红屁股了,建议在宝宝的臀部下面垫一块软布,让宝宝的屁股总是保持干爽,这样既可以随时发现宝宝小便或大便,及时清洗、更换尿布,又不会对皮肤造成伤害。红屁股的宝宝不要使用爽身粉,因为爽身粉、汗水、疹子粘在一起更容易刺激皮肤。

9. 如何选用小儿的臀部洗护用品?

小儿臀部护理产品必须使用婴儿专用产品,不能以成人用品代替,因为婴幼儿的皮肤和成年人的肤质有很大区别。宝宝皮肤娇嫩,选购宝宝的湿纸巾时,要选不含酒精的,避免刺激宝宝的皮肤。洗涤宝宝的棉尿布,选用专门针对宝宝肌肤且没有刺激性的洗涤液,或选择中性的洗衣液、碱性小的香皂、洗衣皂。选购的护臀膏一定要是油质,不含香精香料、类固醇等。更要注意的是,在没有使用过护理产品时,一定要多观察宝宝皮肤,若出现皮肤瘙痒、发红、皮疹或其他不适等皮肤过敏现象,要立即停止使用。

10. 如何预防小儿秋季腹泻?

小儿秋季腹泻多是因为轮状病毒感染所致,每年 10 月、11 月为该病高发期。小儿形气未充,脏腑娇嫩,而轮状病毒在秋季滋生快,因此小儿肠道容易受到轮状病毒的侵害。预防小儿秋季腹泻需注意饮食卫生,防止病从口入。每次喂食前用开水洗烫食具,最好每日煮沸一次,宝宝的玩具也要经常清洗。轮状病毒疫苗接种是预防轮状病毒肠炎的理想方法。

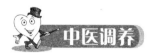

1. 中医认为小儿腹泻的病因病机是什么?

中医认为,小儿脾胃虚弱,凡外感风寒,过热或受凉,喂养不当,饥饱无度,饮食生冷或不洁,均可导致脾胃运化失调而引起腹泻。小儿脏腑娇嫩,易为外邪所侵,夜卧受凉或贪凉等寒邪客于小儿胃肠,脾胃虚弱,脾受邪困,运化失职,升降失调,水谷不分,合污而下,则为泄泻。脾喜燥而恶湿,湿易伤脾,夏秋季节,暑气当令,气候炎热,雨水较多,湿热交蒸,湿困脾阳,则发泄泻。此外,小儿本脾胃虚弱,又因喂养不当,饥饱无度,饮食生冷或不洁,损伤脾胃,脾伤则运化功能失职,胃伤则不能腐熟水谷,宿食内停,清浊不分,并走大肠,因成泄泻。还有的小儿先天禀赋不足,后天调养失调,或久病迁延不愈,皆可致脾胃虚弱,脾虚则运化失司,胃弱则不能腐熟水谷,清阳不升,易致合污而下,导致泄泻。

2. 小儿腹泻在中医辨证上可分为哪些证型呢?

中医学上根据小儿腹泻的病因病机、临床症状、伴随情况、舌苔、脉象等,将其分为风寒泻、湿热泻、伤食泻、脾虚泻。

3. 哪些小儿腹泻可以辨证为风寒泻? 又该怎么辨证调养呢?

一般该证型患儿大便清稀,夹有泡沫,臭气,腹痛,伴怕冷、发热。可服用藿香正气液等疏风化湿。方中藿香祛湿散寒,姜半夏、陈皮燥湿理气,白术、茯苓健脾运湿以止泻,大腹皮、厚朴行气化湿,畅中行滞,紫苏、白芷辛温发散,生姜、大枣内调脾胃,外和营卫。若伴有怕冷、发热,加荆芥、防风解表散寒;若伴有腹痛,加木香、干姜散寒行气止痛。

4. 哪些小儿腹泻可以辨证为湿热泻？又该怎么辨证调养呢？

一般该证型患儿大便呈水样，或如蛋花汤样，量多，次数频繁，泻势急迫，气味臭，腹痛，发热烦闹，或伴呕吐，小便短黄。可服用葛根芩连汤加减清热祛湿止泻。方中葛根解表退热，升脾胃清阳之气，治下利，黄连、黄芩清热燥湿。若热重者，加金银花、连翘清热解毒。若恶心呕吐，加竹茹、姜半夏降逆止呕。若腹痛，加白芍、木香理气止痛。

5. 哪些小儿腹泻可以辨证为伤食泻？又该怎么辨证调养呢？

一般该证型患儿大便稀溏，夹有食物残渣或乳凝块，气味酸臭，腹部胀满，便前腹痛，泻后痛减，或有呕吐。可服用保和丸消食导滞，行气化湿。方中山楂、神曲、鸡内金消食化积导滞，茯苓健脾祛湿，陈皮、姜半夏降逆理气。若有恶心呕吐，加竹茹、生姜和胃降逆止呕。若腹部胀满、腹痛，加木香、白芍行气缓急止痛。

6. 哪些小儿腹泻可以辨证为脾虚泻？又该怎么辨证调养呢？

一般该证型患儿大便不成形，夹有不消化的食物，一般在饮食后出现泄泻，精神萎软，乏力，消瘦，食欲差。可服用参苓白术散健脾益气、渗湿止泻。方中茯苓、白术、太子参健脾益气，渗湿止泻，山药、米仁健脾化湿，砂仁理气祛湿。若食欲差、大便中夹有不消化的食物，加用神曲、山楂、鸡内金健脾消食。若久泻不止，加石榴皮、肉豆蔻固肠止泻。

7. 针对小儿腹泻有哪些常用中成药？

（1）肠胃康

功效主治：具有清热除湿化滞作用。用于证见腹痛腹满、泄泻臭秽、恶心呕腐或有发热恶寒，苔黄，脉数等湿热泻。

用法用量：每次 3～8 g，每天 2～3 次。

（2）藿香正气液

功效主治：具有解表化湿，理气和中作用。用于风寒泻。

用法用量：每次 5～10 ml，每天 2～3 次。

（3）葛根芩连微丸

功效主治：具有解肌，清热，止泻止痢作用。用于泄泻痢疾、身热烦渴、下痢臭秽；菌痢肠炎。

用法用量：每次 1～2 g，每天 3～4 次。

（4）四神丸

功效主治：具有温肾散寒，涩肠止泻。适用于久泻不止，大便清稀，肢冷患儿。

用法用量：每次 3 g，每天 2 次。

（5）健脾康儿片

功效主治：具有健脾养胃，消食止泻作用。适用于脾虚胃肠不和，饮食不节引起的腹胀便溏、面黄肌瘦、食少倦怠、小便短少。

用法用量：口服，周岁以内一次 1～2 片，1～3 岁一次 2～4 片，3 岁以上一次 5～6 片，每天 2 次。

（6）幼泻宁冲剂

功效主治：具有健脾利湿、温中止泻作用。适用于小儿脾失健运消化不良引起的腹泻。

用法用量：口服，1～6 个月婴儿一次 3～6 g；6 个月至 1 岁，一次 6 g；1～6 岁，一次 12 g，每天 3 次。

（7）小儿腹泻外敷散

功效主治：具有温中散寒，燥湿健脾，止痛止泻作用。适用于脾胃虚寒性腹痛、腹泻。

用法用量：外用，用食醋调成糊状，敷于脐部，2 岁以下一次 1/4 瓶，2 岁以上一次 1/3 瓶。若大便每天超过 20 次患儿，加敷涌泉穴，用量为 1/4 瓶，每 24 小时换药一次。

（8）小儿泻速停颗粒

功效主治：具有清热利湿，健脾止泻，解痉止痛作用。适用于小儿腹泻、腹痛、纳差（尤其适用于秋季腹泻及慢性腹泻）。

用法用量：开水冲服，每天 3～4 次。1 岁以内，一次 1.5～

3 g;1～3 岁,一次 3～6 g;3～7 岁,一次 6～9 g。

（9）香连丸

功效主治：具有清热化湿,行气止痛作用。适用于湿热泻。

用法用量：每天 2 次,每次 1～2 g 口服。

8. 如何操作穴位按摩治疗小儿腹泻?

（1）清板门：主治伤食泻。

定位：在拇指下,手掌大鱼际平面。

操作：暴露小儿的大鱼际,术者用右手拇指来回推之称清板门。

（2）揉外劳宫：主治风寒泻。

定位：在手背侧,当第 2～3 掌骨之间,掌指关节后约 0.5 寸处。

操作：用拇指或中指端揉之,揉 50～100 次。

（3）摩腹：主治伤食泻、脾虚泻、风寒泻。

定位：腹部。

操作：用掌面或四指指腹逆时针摩腹 5 分钟。

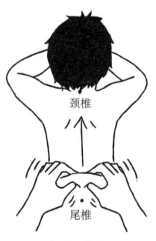

捏脊示意图

（4）捏脊：主治脾虚泻。

定位：大椎至长强成一直线（沿脊柱）。

操作：用捏法自下而上捏 5 遍,最后 2 遍每捏三下将脊背提一下。在捏脊前先在背部轻轻抚摩几遍,使肌肉放松。

（5）顺运内八卦：用于各种腹泻。

定位：内八卦位于掌心内劳宫穴周围。

操作：操作者以左手扶住患儿左

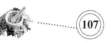

手,用其拇指前端遮盖住患儿中指指根处,以右手拇指指尖端在患儿的内劳宫穴周围作顺时针方向运转 50 次左右。

(6)补脾土:具有健脾止泻作用,用于脾虚泻。

定位:脾土穴位于大拇指桡侧边。

操作:操作者用拇指桡侧缘沿患儿的左拇指桡侧缘从指端推向指根 100～300 次。

(7)补大肠:具有温肠止泻之效。用于各种腹泻。

定位:大肠穴位于食指桡侧缘。

操作:操作者以右手拇指桡侧缘沿患儿的左食指桡侧边从指端推向指根 100～200 次。

9. 有哪些饮食药膳有益于小儿腹泻治疗?

(1)山药面粉糊:适用于 1 岁以下脾虚患儿服用。

原料:淮山药 40 g、焦面粉 40 g、米汤。

做法:将淮山药 40 g、焦面粉 40 g 放入米汤中煮成奶糊服用。

(2)山药米仁粥:适用于脾虚患儿。

原料:淮山药 40 g、米仁 40 g。

做法:将淮山药 40 g、米仁 40 g 洗净后一起煮成糊即可服用。

(3)乌梅汤:适用于湿热泻患儿。

原料:乌梅 10 只。

做法:将乌梅 10 只洗净,加入 500 ml 水中,煎汤,酌加红糖,以之代茶,每天服数次。

(4)糯米固肠汤:适用于伤食泻患儿。

原料:糯米 30 g(略炒),山药 15 g。

做法:糯米 30 g(略炒),山药 15 g,共煮粥,熟后加胡椒末少许、白糖适量调服。

(5)姜糖饮:适用于各种腹泻患儿。

原料:生姜 5 片,红糖 50 g,

做法:清水适量,煮沸即可,趁热饮用。

（6）橘枣茶：适用于湿热泻患儿。

原料：红枣 10 只、鲜橘皮 10 g（或干橘皮 3 g）。

做法：先将红枣放在铁锅内炒焦，然后与橘皮一起放入保温杯内，用沸水浸泡 10 分钟，饭后代茶饮。每天分 2 次服。

10. 哪些外用方法可以止泻？

秋季腹泻的患儿可以配合运用一些外治法，如中药辨证敷脐、推拿及捏脊治疗（见前面叙述），这些方法无创伤、无痛苦、不良反应极少，可缩短病程，操作简单，儿童易接受，是治疗婴幼儿秋季腹泻的一个有效的辅助措施。

止泻散敷脐：取白芍 2 g，陈皮 1 g，升麻 1 g，吴茱萸 1 g，丁香 1 g，姜半夏 1 g，共研末备用，充分混合。此为 3 次用量，用时取上药末 1/3 食醋调成稠糊状，外敷于用 75％乙醇消毒后的患儿脐窝内，剪取稍大于药糊的塑料薄膜压盖药糊上，外用医用纱布块覆盖，胶布固定。24 小时换药 1 次，3 次为 1 疗程。

推拿法：湿热泻，以清热利湿，健脾止泻为主，可以清补脾土 200 次，清大肠 200 次，清天河水 200 次。脾虚泻，以健脾益气，升阳止泻为主，可以补脾土 200 次，补大肠 200 次，摩腹 50 次。

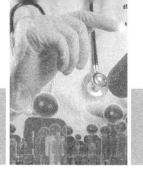

第八章
新生儿黄疸

　　未满月（出生 28 天内）新生儿的黄疸，称之为新生儿黄疸，新生儿黄疸是指新生儿时期，由于胆红素在体内积聚引起皮肤、黏膜及巩膜黄染为特征的病症，是新生儿中最常见的临床问题。新生儿血中胆红素超过 85.5～119.7 μmol/L(5～7 mg/dl)可出现肉眼可见的黄疸。部分高未结合胆红素血症可引起胆红素脑病（核黄疸），一般多留有后遗症，严重者可死亡。

　　新生儿黄疸分为生理性黄疸、病理性黄疸。生理性黄疸由于新生儿胆红素代谢特点，有 50％～60％的足月儿和 80％的早产儿出现生理性黄疸，其特点为一般情况良好；足月儿生后 2～3 天出现黄疸，4～5 天达高峰，5～7 天消退，最迟不超过 2 周，早产儿黄疸多于生后 3～5 天出现，5～7 天达高峰，7～9 天消退，最长可延迟到 3～4 周；每日血清胆红素升高＜85 μmol/L。生理性黄疸大多是因为新生儿的胆红素代谢特点，生成过多、肝脏处理胆红素能力差造成的，黄疸会自然消退。生理性黄疸只是暂时性黄疸，并不是由于某些病理因素所致，一般无其他临床症状，不需要治疗。

　　病理性黄疸一般在出生 24 小时内出现黄疸；血清胆红素，足月儿＞221 μmo/L、早产儿＞257 μmol/L，或每日上升超过 85 μmo/L；黄疸持续时间足月儿＞2 周，早产儿＞4 周；黄疸退而复现;血清结合胆红素>34 μmo/L。具备其中任何一项者即可诊断为病理性黄疸。引起病理性黄疸病因很多,常见病因有胆红素产生过多、肝脏胆红素代谢障碍、胆汁排泄障碍三大类。

新生儿黄疸治疗,包括产前及新生儿治疗。新生儿治疗有光照疗法、药物治疗及换血疗法,光照疗法是降低血清未结合胆红素简单有效的方法。换血疗法主要用于重症母婴血型不合的溶血病,可及时换出抗体和致敏红细胞、减轻溶血;降低血清胆红素浓度,防止胆红素脑病,同时纠正贫血,防止心力衰竭。

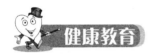

一、用药指导

1. 新生儿黄疸需要服药治疗吗?

生理性黄疸一般无需处理,出生后较早地开始进食可以使胎粪较早排出,且可建立肠道的正常菌群,从而减少胆红素自肠道吸收,能在一定程度上减轻黄疸。

2. 什么是光照疗法?

光照疗法是降低血清未结合胆红素简单而有效的方法。将新生儿卧于光疗箱中,常用的蓝光照射,光疗需要进行 12～24 小时血清胆红素才能下降。光疗时要用眼罩保护眼睛,用尿布保护会阴部。尿布遮盖面积不可过大,以便使皮肤与更多的光接触。如发生腹泻时,轻症不必处理,严重者停止光疗。光疗时注意补充维生素 B,每日 0.3 mg 即可,因光疗可破坏维生素 B_2。

二、护理指导

1. 新生儿黄疸的护理为什么特别强调注意宝宝大便的颜色?

新生儿病理性黄疸原因如果为胆汁排泄障碍,同时会引起孩子大便的颜色改变。因此,在照顾黄疸儿时要注意宝宝大便的颜色。如果是肝脏胆道发生问题,大便会变白,但不是突然变白,而是愈来愈淡,如果再加上身体突然又黄起来,就必须带给医生看。这是因为在正常的情况下,肝脏处理好的胆红素会由胆管到肠道后排泄,粪便因此带有颜色,但当胆道闭锁,胆红素堆积在肝脏无法排出,则会造成肝脏受损,在皮肤黄疸同时伴大病颜色改变。

2. 什么情况下需要去医院检查?

要仔细观察黄疸变化。新生儿黄疸通常从头开始变黄,从脚开始退,眼睛是最早黄最晚退的,所以可以先从眼睛观察起。如果不知如何看,可以按压身体任何部位,只要按压的皮肤处呈现白色就没有关系,是黄色就要注意了。新生儿黄疸如果是生理性的,症状多不严重,家长无需担心。但是,如果宝宝皮肤愈来愈黄,精神不好,胃口不佳,或者体温不稳、嗜睡,容易尖声哭闹等状况,都要去医院检查。

3. 为什么宝宝出院回家之后,仍然需要保持光线的明亮?

家里光线不要太暗。黄疸儿在住院期间通常需要接受光照治疗,但是宝宝出院回家之后,仍然需要保持光线的明亮。因此,尽量不要让家里太暗,窗帘不要拉得太严实,白天宝宝接近窗户旁边的自然光,如果在医院时,宝宝黄疸指数超过 $256.5\ \mu\mathrm{mol/L}$,医院可以用照光,让胆红素由于光化的反应,而使结构改变,经胆汁及尿液排出,日光灯或太阳光也有一定疗效,这就是回家后提倡多晒太阳的原因。当然多晒太阳可增加维生素 D 的合成,对预防维生素 D 缺乏性佝偻病有防治作用。

4. 对于喂食不足所引起的黄疸应该怎样处理?

如果是因为喂食不足所引起的黄疸,在患儿出院后母亲必须要继续哺乳。因为乳汁分泌是正常的生理反应,勤吸才会刺激分泌乳激素,分泌的乳汁才会愈多,千万不要以为宝宝吃不够或因持续黄疸,就用水或糖水补充。注意保护婴儿皮肤、脐部及臀部,保持清洁,防止破损感染。

5. 新生儿黄疸可以进行游泳活动吗?

黄疸患儿可以进行,新生儿游泳是一项全新的新生儿保健活动,可以让新生儿在类似羊水的环境中进行自主活动和水中抚

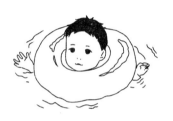

触,不仅能促进新生儿生理性体重下降得到尽快的恢复,还能使胎便排出时间、转黄时间显著提前。对缺乏自主运动或较小的新生儿,家长帮助其做水中操,对新生儿进行肩、肘、腕、髋、膝、踝等关节的活动。如果是生理性黄疸,游泳可以增强胃肠道的消化吸收功能,能够减少胆红素的重吸收,促进新生儿胆红素的排泄和生长发育。但是,病理性的黄疸就必须去医院治疗。

6. 在家里护理如何早期发现病理性黄疸?

在家里主要看黄疸的程度还有黄疸的颜色。生理性黄疸孩子的皮肤是浅浅的黄色或者是浅柠檬黄色,巩膜轻度有一点黄染,但是这个黄染一般局限在面部、躯干部,四肢的皮肤黄染一般下肢不超过膝盖,上肢不超过肘关节。大便颜色是黄的,吃奶及睡眠好。病理性黄疸的孩子皮肤颜色黄得比较深,往往呈橘黄色或者是金黄色,孩子巩膜颜色黄得非常重。如果黄疸到达手心和脚心,就需要立即去医院。观察皮肤黄染的时候需要在自然光下,光线要明亮,如果孩子皮肤较黑或者较红,可以用手轻轻按压,然后观察皮肤黄染的程度。

7. 母乳性黄疸还能母乳喂养吗?

母乳性黄疸是指母乳喂养儿,黄疸于生后 3～8 天出现,1～3 周达高峰,6～12 周消退,停喂母乳 3～5 天,黄疸明显减轻或消退,排除其他原因,考虑母乳性黄疸。这时如果指数 $<342\ \mu mol/L$ 就没有问题,因为至今还没有因母乳性黄疸产生脑病变报告的文献,所以一般不用终止母乳喂食。

8. 宝宝如何预防新生儿黄疸?

新生儿黄疸是新生儿的常见病、多发病,生理性黄疸可以很快消退、康复,但有的病理性黄疸久治不愈,黄疸严重者可引起胆红素脑病,可能引起脑瘫甚至危及生命,给孩子的发育生长带来严重危害。所以孕妇不论在孕期,还是产后新生儿护理中,都要注意新生儿黄疸的提前预防,避免新生儿黄疸的危害发生。

准妈妈在孕期要防止弓形体、风疹病毒的感染,不与宠物接触,尤其是在孕早期防止病毒感染,少到公众场所,预防、呼吸道感染等,不与传染病接触。要做好各种产前检查,以免胎儿畸形、流产。检查项目包括血型、血常规、肝肾功能、梅毒艾滋、淋球菌检查,肝炎指标、唐氏综合征、TORCH 综合(弓形体、其他柯萨奇病毒、衣原体等、风疹病毒、巨细胞病毒、单纯疱疹病毒)等。

宝宝出生后,家长要按照医生的要求尽早喂养,让宝宝尽早(在 2～3 天内)将胎粪排出,一般胎便从黑色转变为黄色就是胎便排干净了。因为胎粪里含有很多胆红素,如果胎便不及时排干净,胆红素就会经过新生儿特殊的肝肠循环重新吸收到血液里使黄疸加重。

做好新生儿居家保健,防止感染,保持室内温度 22℃左右,湿度 $50\%～60\%$。给新生宝宝充足的水分,提倡母乳喂养,重视脐部护理,新生儿脐带,1～7 天脱落,每日用 75% 乙醇或碘尔康消毒液顺时针消毒脐带残端,保持脐部干燥。勤换尿布避免大小便污染,发现脐部发红、红肿或有脓性分泌物时应及时就医。新生儿的皮肤比较娇嫩,易擦伤引起感染,宝宝的衣物应选择质地柔软、透气性好的棉质衣物;每次排便后及时更换尿布,并及时用温水清洗臀部,避免臀部因大小便刺激而发生红臀或尿布皮炎。

9. 怀孕期间吃太多橘子会导致新生儿黄疸吗?

这两者没有联系。吃太多橘子会导致人皮肤变黄,但是橘子的"黄"与黄疸的"黄"完全是两码事。新生儿出生后,开始自主呼吸,肺循环建立,有充分的氧气供应后,体内过多的红细胞开始被破坏,血红蛋白被分解后产生大量未结合胆红素,因新生儿的肝酶尚未成熟,未结合胆红素不能经肝脏代谢而排出体外,在体内越积越多,从而使皮肤、黏膜等组织黄染。因此,两者之间没有任何联系。

10. 多喂水、多排尿可以退黄吗?

这种说法本末倒置。在美国儿科学指南上面已经明确指出,喂水和葡萄糖水是非常不推荐的,它的弊大于利。因为胆红素在体内主要是通过大便排出,通过小便排出非常少。所谓多排尿可以退黄并不正确。对于胃容量有限的小宝宝来说喝白开水和葡萄糖水会胀肚子,导致吃奶量减少,使胆红素通过大便排出减少,反而不利于黄疸消退。

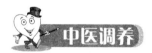

1. 对于新生儿黄疸中医是怎样认识的?

新生儿黄疸中医称为"胎黄"或"胎疸",以婴儿出生后全身皮肤、黏膜、巩膜发黄为特征,与胎禀因素有关。其形成的原因主要为胎禀湿蕴,如湿热郁蒸、寒湿阻滞,久则气滞血瘀。

湿热熏蒸:因禀受胎中湿热或外感湿热邪毒而发,小儿脏腑娇嫩,形气未充,肝的疏泄功能不健全,感受湿热之邪但肝不能输化,郁结于里,熏蒸肝胆,胆汁外泄,透发于外而发黄疸。

寒湿阻滞:因小儿先天禀赋不足,素体虚弱,肝阳不振,复感胎内湿毒,或为湿邪外侵,寒湿阻滞,湿困脾胃,气机不畅,以致肝失疏泄,胆汁外溢,而致发黄。

瘀积发黄:小儿禀赋不足,脉络阻滞,或湿热蕴结肝经日久,气血郁阻。

2. 新生儿黄疸在中医辨证上可分为哪些证型呢?

中医学上根据新生儿黄疸的病因病机、临床症状、伴随情况、舌苔、脉象等,将其分为湿热型、寒湿型、血瘀型。

3. 哪些新生儿黄疸可以辨证为湿热型? 又该怎么辨证调养呢?

一般该证型患儿全身皮肤、面目发黄,黄色鲜明,发热,烦躁不安,口渴,大便干结,小便少黄。可服用茵陈蒿汤加减清热利湿。方中大黄、茵陈、栀子清热利胆退黄,黄芩、金钱草清热解毒,泽泻、车前子利水化湿。若大便干结,加枳实、厚朴行气导滞。若热重,加黄芩、黄连。

4. 哪些新生儿黄疸可以辨证为寒湿型? 又该怎么辨证调养呢?

一般该证型患儿全身皮肤、面目发黄,颜色晦暗,神疲乏力,面色萎黄,手足冰冷,食欲差,大便不成形,小便少。可服用茵陈理中汤益气温阳,利湿退黄,方中茵陈、干姜、白术温中燥湿退黄,薏苡仁、茯苓、党参健脾化湿。若食欲差,加鸡内金、神曲健脾消食。若面色晦暗,加丹参、川芎活血化瘀。

5. 哪些新生儿黄疸可以辨证为血瘀型? 又该怎么辨证调养呢?

一般该证型患儿全身皮肤、面目、小便等颜色深黄,腹胀腹痛,皮肤有瘀斑瘀点。可服用血府逐瘀汤加减活血化瘀,方中茵陈、桃仁、红花、柴胡等疏肝理气,活血化瘀。若腹胀腹痛,加木香、白芍

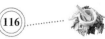

行气缓急止痛。若皮肤瘀斑瘀点,加牡丹皮、赤芍活血。

6. 对于新生儿黄疸,常用中成药有哪些?

(1)复方金钱草颗粒

功效主治:具有清热祛湿,利尿排石,消炎止痛作用。适用于湿热型的黄疸患儿。

用法用量:每天 2 次,每次半包,冲服。

(2)灵芝茵陈胶囊

功效主治:具有清热解毒,利湿退黄作用。适用于湿热熏蒸证所见黄疸、胁痛、腹胀、纳呆、倦怠乏力、舌苔黄腻等。

用法用量:每天 3 次,每次 1 粒,掰开胶囊冲服。

(3)黄疸茵陈冲剂

功效主治:具有清热利湿,退黄疸作用。适用于各种黄疸患儿。

用法用量:每天 3 次,每次半包,冲服。

(4)茵栀黄口服液

功效主治:具有清热解毒,利湿退黄之功效。主治肝胆湿热所致的黄疸,症见面目悉黄,胸胁胀痛,恶心呕吐,小便黄赤。

用法用量:口服,轻中度黄疸,每次 5 ml,2～3 次/天;重度黄疸每次 5 ml,2～3 次/天。

7. 新生儿黄疸可以用按摩治疗吗? 如何治疗?

(1)清脾经

定位:拇指末节螺纹面。

操作:使患儿拇指微屈,在患儿拇指正面由指端向指根方向直推。每天 1 次,每次 100～200 推。具有清热利湿功效,用于湿热熏蒸所致皮肤发黄。可配合清肝经、退六腑一起合用,效果更佳。

(2)清肝经

定位:食指末节螺纹面。

操作：在患儿食指末节螺纹面向指根方向直推为清，每天 1 次，每次 100～200 推。用于各类型的黄疸患儿。可配合清脾经、退六腑一起合用，效果更佳。

（3）退六腑

定位：前臂尺侧，阴池至少海成一直线。

操作：操作者用拇指或食、中指面在患儿前臂尺侧自肘推向腕部。每天 1 次，每次 100～200 推。用于各类型的黄疸患儿。可配合清肝经、清脾经一起合用，效果更佳。

（4）揉二马、揉外劳宫

定位：二马在手背无名指与小指掌骨头之间的凹陷中。外劳宫在手背侧，第 2～3 掌骨之间，掌指关节后约 0.5 寸处。

操作：揉二马是将患儿小指屈曲于掌心，医者以拇指或中指指腹左右揉之，揉 100 次左右。揉外劳宫是操作者用拇指或中指端揉之，揉 50～100 次。每天 1 次。具有补肾滋阴作用，适用于各类型黄疸患儿。

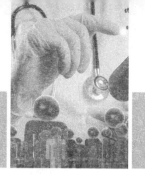

第九章
猩 红 热

　　猩红热是一种由 A 群溶血性链球菌所致的急性呼吸道传染病，以发热（炎症）、咽峡炎（烂喉）、全身弥漫性鲜红皮疹（痧、丹痧），恢复期呈片状皮肤脱屑为主要表现。部分儿童病后 2～3 周可发生非化脓性变态反应性疾病，如风湿热、肾小球性肾炎。典型的猩红热前驱期的临床表现为：起病较急、畏寒、发热，体温在 38～40℃之间，伴头痛、咽痛、食欲减退、全身不适、恶心呕吐。咽红肿，扁桃体上可见点状或片状白色脓性分泌物，易剥离。病初舌被白苔，红肿的乳头突出于白苔之外，称为白草莓舌；以后白苔脱落，舌面光滑鲜红，舌乳头红肿突起，称为红草莓舌。颈及颌下淋巴结常肿大并有压痛。出疹期的临床表现为皮疹，为猩红热最重要的症状之一。多数自起病第 1～2 天出现，偶有迟至第 5 天出疹。皮疹最先见于颈部、腋下和腹股沟等处，于 24 小时内布满全身。在全身皮肤弥漫性充血潮红的均匀、密集的红色细小皮疹广泛分布，呈鸡皮样，触之似砂纸样，用手按压可消退，去压后红疹又出现。皮疹在皮肤皱褶处，如腋窝、肘窝、腹股沟密集，并伴有出血点，形成明显的横纹线，称为"帕氏线"。

　　面部充血潮红，可有少量点疹，口鼻周围相比之下显得苍白，形成口周苍白圈。在进入恢复期后，一般情况好转，体温降至正常,皮疹按出现时的顺序于 3～4 天内消退,疹退 1 周后开始脱皮,脱皮部位的先后顺序与出疹的顺序一致。

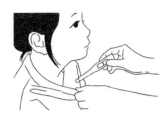

猩红热的一般治疗包括急性期卧床休息,呼吸道隔离。对症治疗主要包括物理降温、补充维生素和维持水、电解质平衡。咽部症状较重时可以雾化以减轻症状。针对病原体的治疗,可以首选青霉素,每次 80 万 U,2～3 次/天,肌内注射,连用 5～7 天。儿童 20 万 U/(kg·d)分 2～3 次静脉输入,连用 10 天或热退后 3 天。对青霉素过敏者可用红霉素,对带菌者可用常规治疗剂量青霉素连续用药 7 天,一般均可转阴。

小儿猩红热是常见病,多发病,抗菌治疗效果好,但是有时会出现严重并发症,所以应当注意早期表现,及时就诊,以免延误病情。病愈后的护理和卫生是比较重要的,特别是有可能接触的用品(包括大人)应该进行彻底消毒。平时应该加强身体锻炼,增强体质,以减少该病的发生。

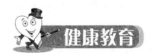

一、饮食指导

1. 猩红热患儿饮食上有哪些禁忌?

猩红热患儿饮食上要忌甜食、咸食,如巧克力、糖果、未经稀释的蜂蜜、咸鱼、咸菜、腌肉、龙头烤,多食甜食会助长机体温热,导致消化不良,食欲减退,咸食会刺激咽喉,使黏液分泌增多,加重病情。另外,忌海鲜、发物,如鱼、虾、蟹等海产品、狗肉、羊肉、海鳗、香菜、南瓜等,这些发物容易助火生痰,会使体温升高,皮疹加剧,病情加重。辛辣刺激物,如辣椒、胡椒、辣酱、辣油、芥末、榨菜、咖喱、生姜、大葱、五香粉等,不但生火,而且会刺激咽喉部扁桃体,使疼痛加剧。刺激神经系统的食物,如浓茶、咖啡、酒等,食入这些食物后会使兴奋性增高,使病儿变得烦躁不安。忌热性水果,如龙眼肉、荔枝、大枣、葡萄干、橘子等性味偏温,食后极易化火生痰,在高热期间忌食。忌油炸、烤炙之品,如炸猪排、炸牛排、麻球、麻花、油条、烤鸭、烤羊肉、烤鱼片等,这些食品外皮坚硬,不但对咽喉不利,而且易生火,易导致发热加重。

忌较长纤维的蔬菜和水果,猩红热的患儿咽部充血红肿,吞咽不利,又因高热,往往消化不佳,故忌食较长纤维的蔬菜和水果,这类食物包括竹笋、毛笋、韭菜、豆芽、蒜苗、菠萝、洋葱、蕹菜、红薯、芋艿等。不要食用或饮用冷饮、饮料,如冰淇淋、冰砖、冰冻橘子水、冰冻雪碧、冰棒、雪糕以及冰冻白开水等,会导致食欲减退,消化失常。患儿应补充水分,但宜饮用温水。

2. 猩红热患儿宜吃哪些食物?

猩红热患儿宜食高热量、高蛋白质的食物。如牛奶、豆浆、蛋花汤、鸡蛋羹等含优质蛋白质高的食物,还应多给藕粉、杏仁茶、莲子粥、麦乳精等补充热量。恢复期应逐渐过渡到高蛋白质、高热量、少油、少渣的半流质饮食,如鸡泥、肉泥、虾泥、肝泥、菜粥、小薄面片、荷包蛋、龙须面等。每天可给予二次新鲜水果。病情再进一步好转时,可逐渐由半流质改为软饭,此时应适当多选用富含优质蛋白质的瘦肉、鸡蛋、鱼、豆腐等,蔬菜应尽量选用富含维生素 C 及维生素 A 的有色绿叶或黄色蔬菜,如小白菜、油菜、胡萝卜、西红柿等。烹调时应采用蒸、煮、烩,或炒的方法,避免用油煎、炸及油酥食品。仍需少食多餐,每天可进食 4～5 次。

另外,猩红热患儿宜吃高维生素、寒凉性的食物,草鱼性味寒凉,有利于内热的祛除,且蛋白质含量高,有利于消化吸收,增加抵抗力,促进本病链球菌感染的清除。苦瓜性味寒凉,且维生素 C 含量高,有利于增加机体的抵抗力,促进病变的恢复。

3. 猩红热患儿的饮食原则是什么?

饮食应清淡,宜食高热量、高蛋白质的流食。伴有咽峡炎的患儿,在进食时可能伴有疼痛,予以软食或流质饮食是很有必要的。如牛奶、豆浆、蛋花汤、鸡蛋羹等含优质蛋白质高的食物,还应多给藕粉、杏仁茶、莲子粥、麦乳精等补充热量。恢复期应逐渐过渡到高蛋白质、高热量的半流质饮食。如鸡泥、肉泥、虾泥、肝泥、菜粥、小薄面片、荷包蛋、龙须面等。病情好转可改为软饭,但仍应注意少油腻及无辛辣刺激的食物。高热注意补充水分、饮料、果蔬。如合并急性肾炎,应给少盐、低蛋白质、半流质饮食。总之,皮肤有痘疹类疾病患儿,饮食宜细、软、烂、少纤维素,并注意从饮食中补充维生素 B_{12},以加快痘疹的恢复,其中肝类及发酵豆制品(豆腐乳)维生素 B_{12} 含量颇高。

二、运动指导

1. 猩红热患儿康复期能参加运动吗?

猩红热患儿康复期不建议运动量过大,建议适量活动,如散步、文艺活动、少儿体操、游泳、骑自行车等,活动量适宜即可,不宜过度运动。根据孩子的体质逐渐增加运动量。等完全康复,休息一段时间后,需要经常锻炼,加强体质,提高抵抗力。

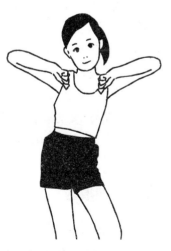

2. 猩红热患儿发病期间可以洗澡吗?

临床以发热、咽峡炎、全身弥漫性猩红色皮疹和疹退后皮肤脱

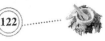
屑为特征。少数人在病后可出现变态反应性心、肾并发症。急性期不能洗澡,尽量少到户外运动。恢复期可以洗澡,但注意不要搓伤皮肤。

猩红热患儿发病期免疫力正处于比较弱的时候,尽量不要洗澡。猩红热患儿临床特征为发热、咽峡炎,要卧床休息,全身弥漫红色皮疹恢复期有皮肤脱屑,要让孩子卧床休息,多喝水,一般等脱屑消失再洗澡。万一猩红热患儿脱屑期内要洗澡,水温不宜过高,可加入少量油类如液状石蜡减少患儿痛感,洗澡的时间要短,以免加重症状。

三、 用药指导

猩红热早期治疗有哪些药物?

在猩红热早期进行病原治疗,首选青霉素,儿童 2 万～4 万 U/kg 体重,分 2～4 次,肌内注射或静脉滴注,用青霉素治疗后,80% 的患儿 24 小时即可退热。平均 1.1 天咽拭子培养可转阴,4 天咽炎消失,皮疹消退。普通型患儿连用 5 天即可。要听从医生的嘱咐继续用药 1 周,直到症状完全消失、咽部红肿消退才可停药,这样可缩短病程、减少并发症。对青霉素过敏者,可选红霉素,剂量 20～40 mg/(kg·d),分 3 次或 4 次口服。也可用磺胺甲噁唑/甲氧苄啶(复方磺胺甲噁唑)。亦可选用氯霉素、林可霉素或头孢菌素等。停用药须由医生确定。

四、 护理指导

1. 对猩红热患儿进行哪些护理?

要对患儿进行消毒隔离。患病的宝宝一定要卧床休息,多喝白开水,吃清淡易消化的饮食,如冬瓜汤、参麦绿豆粥等。观察患儿病情,观察皮疹情况,咽痛情况,大小便情况等,同时要对患儿进行皮疹护理及口腔护理。只要耐心细致护理患儿,及时发现并发症,采取相应的治疗护理措施,孩子就会很快恢复健康。

2. 怎么对猩红热患儿进行口腔护理?

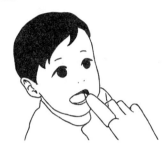

保持宝宝口腔清洁,年龄稍大的孩子,每次饭后或睡觉醒来时,最好用温盐水漱漱口。年龄小的宝宝,家长可以用镊子夹纱布或药棉蘸温盐水为其擦拭口腔。

3. 怎么对猩红热进行皮疹护理?

观察患儿皮疹及脱皮情况,要保持皮肤清洁,衣被勤洗换,可用温水清洗皮肤,禁用肥皂水。皮疹退后可出现皮肤脱屑,有瘙痒感,如果抓破还会继发感染,可涂炉甘石洗剂或75%乙醇。穿柔软棉布制品,忌穿绒布或化纤内衣裤,以免加重瘙痒。脱皮时可涂凡士林或液状石蜡,嘱患儿不能用手强行剥离,以免引起皮肤感染。

4. 猩红热要隔离多久?

尽早隔离治疗猩红热患儿,隔离期为7天。隔离治疗的托幼儿童或学生,待疾病痊愈后方可复课、复园。对密切接触者医学观察7天。注意观察其体温、皮肤及咽部情况,对可疑人员劝其到医院进行检查和治疗。

5. 猩红热目前有可供预防的疫苗吗? 怎样预防猩红热?

猩红热目前尚没有可供预防的疫苗,因此,预防猩红热的关键是控制传染源、切断传播途径、保护易感人群。

猩红热主要是通过飞沫传播的,发病前24小时至疾病高峰期,传染性最强,皮肤脱屑期为康复期,则无传染性。通常是通过呼吸、咳嗽、打喷嚏、说话等方式产生飞沫通过呼吸道而传播细菌,也可以通过皮肤伤口传播,被病人污染的食物、餐具、玩具、图书、

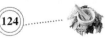

日常用品等也可传播，故容易在幼儿园造成流行。因此在此病流行期间，不要带儿童去人多拥挤的公共场所，出门要戴口罩，是预防猩红热的关键。

若已感染猩红热，要卧床休息，进行住院治疗或居家隔离，不要与其他儿童接触，家长在接触患儿时要戴口罩。患儿的居室要经常开窗通风换气，使用的餐具、毛巾、衣物要煮沸消毒，患儿痊愈后要对接触过的玩具、家具等用肥皂水擦洗、户外晾晒。

总之，勤洗手、多通风、别扎堆是猩红热的主要预防措施。家长要密切关注孩子的身体状况，一旦孩子出现发热或皮疹，要及时去医院就诊治疗，以免延误病情。

6. 小孩草莓舌怎么回事？

草莓舌（见图），主要表现为白色舌苔，舌乳头（舌尖）增大发红，晚期舌苔完全消失，舌乳头（舌尖）增大状似草莓样。小孩草莓舌常见于猩红热、上火、缺锌、肺热等。

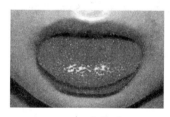

草莓舌

若上火、肺热、缺锌属正常生理因素，可以通过调节饮食来改善草莓舌症状。如果孩子只是单纯的草莓舌，无其他不适症状，多是上火引起的。上火引起的草莓舌，儿童平时饮食应以清淡为主，不吃辛辣刺激，多吃蔬菜瓜果等富含维生素等食物，注意口腔卫生。肺热除了草莓舌外，还会有咳嗽、流涕、大便干结、小便黄、口气重等。肺热引起的草莓舌，在医生指导下可服用清肺热的药物。小孩缺锌，除了草莓舌外，还会有食欲减退，生长发育缓慢，免疫力低下，易上呼吸道感染，乱吃奇奇怪怪的东西，如咬指甲、衣物、吃头发、纸屑、泥土、石灰等，指甲出现白斑，视力下降，皮肤出现外伤后不容易愈合，容易患皮炎、湿疹等。缺锌引起的草莓舌，提倡母乳喂养，不挑食、不偏食，粗细杂粮混合搭配，不要让孩子吃过多的白糖和甜食以免影响锌的吸收,多吃含锌食物,如瘦肉末、蛋黄、鱼泥、动物肝、牡蛎、花生米粉、核桃仁粉等,多吃含有维生素的瓜果蔬菜,如柠檬、橙子、橘子、猕猴桃、草莓等。

如果孩子出现草莓舌,发热,全身弥漫性红色皮疹,疹退后片状脱皮,基本考虑猩红热,猩红热引起的草莓舌属于不正常范畴,需要去医院隔离治疗。

小孩的草莓舌很容易被忽视,家长在日常生活中要注意观察孩子的症状,一旦发现小孩草莓舌要去医院就诊,明确病因,进行针对性治疗。切记不可在未明确病因前擅自使用偏方治疗,偏方治疗可能会导致病情加重。

7. 患过一次猩红热是否能终身免疫?

猩红热是由产生红疹毒素的乙型溶性链球菌感染所引起的一种急性传染病,其临床表现为发热、咽峡炎、全身弥漫性猩红色皮疹和疹退后明显的脱屑。β型溶血性链球菌,呈乙型溶血反应,故也称乙型溶血性链球菌。按其细胞壁上所含多糖抗原的不同又分为 18 个组,A 群链球菌约有 80 多种血清型。任何一种血清型的 A 群菌只要能产生足够的红疹毒素都可以引起猩红热。患一种型号的猩红热,可产生该型的免疫力,但仍然有可能再次感染其他型的猩红热,无交叉免疫,所以认为儿童仍是普遍易感者。

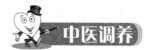

1. 中医如何认识猩红热?

猩红热是一种严重的传染病,属中医"温病"范畴,又名"烂喉丹痧"、"疫痧"、"喉痧"、"疫喉痧"、"阴毒"等,多发于冬春两季,起病急骤,以发热、咽喉肿痛或伴腐烂、头痛、呕吐、全身皮肤弥漫性

0

猩红疹点和疹退后明显的脱屑为主要表现,重症可见心、肾及关节病损。发病多为儿童,尤以 2～10 岁为多。

2. 中医认为猩红热的原因是什么?

本病的发生缘于外感温毒时行疠气之邪。气候寒温失调,人体正气亏虚是本病的诱发原因。病机要点是为邪犯肺胃,外透肌表,内燔营血,伤阴耗血。病位主要在肺、胃。病性属热。小儿正气虚弱,猩红热时邪自口鼻而入,侵犯肺胃,邪郁肌表,正邪相争,出现发热恶寒等肺卫表证。本病循卫气营血途径传变,初起多见肺卫表证,但为时较短。疫毒由表入里,可出现咽喉糜烂肿痛、痧疹、发热等气营两燔之重证。若正气素亏者,则邪毒内陷厥阴,出现高热、神昏、惊厥之证。邪热耗气伤阴、心失所养,则可见心悸等证。疾病后期,由实转虚,热毒伤心,流注关节,或损伤肺、脾、胃、肾水液代谢功能,则发生种种变证。

3. 猩红热的中医治疗需注意哪些?

猩红热初起应以辛凉透表,清热利咽治疗为主,如豆豉、薄荷、荆芥、连翘等解在表之邪,使痧疹透于肌表,减少在里之毒邪。忌用苦寒泻热,因为猩红热初期有外邪包绕,若早用苦寒之法,则邪热被遏,不能外达。同时初期禁用辛温发表,猩红热属热症,不是寒症,用辛温之法相当于以火济火,助其炎炎之势。

出疹期用清气凉营,泻火解毒之法,以黄芩、栀子、石膏泻火解毒,清营汤清气凉营。

恢复期阴液耗伤、余毒未清,用养阴生津,清利咽喉之法,如沙参麦冬汤,使阴液恢复,余热得清。但切记不可早用滋阴,以免恋邪难解。

4. 猩红热在中医辨证上可分为哪些证型?

中医学上根据猩红热的病因病机、临床症状、伴随情况、舌苔、脉象等,将其分为邪犯肺卫型、邪入气营型、阴虚型(恢复期)。

5. 哪些猩红热可以辨证为邪犯肺卫型？应该怎么辨证调养呢？

一般该证型患儿发热，口干口渴，无汗，咳嗽咽痛，头痛，扁桃体红肿或伴有化脓，全身皮肤潮红，痧疹隐约可见。可服用银翘散加减辛凉透邪，方中金银花、连翘、薄荷辛凉宣透，牛蒡子、桔梗、射干解毒利咽。若扁桃体肿痛，加板蓝根、玄参清咽解毒。若无汗，加防风疏风解表。

6. 哪些猩红热可以辨证为邪入气营型？又该怎么辨证调养呢？

一般该证型患儿高热不退，咽喉肿痛，伴糜烂化脓，全身出现弥漫性猩红色皮疹，皮疹密布，舌面光滑鲜红，舌乳头红肿突起如草莓，伴大便困难。可服用凉营清气汤加减清气凉营、泻火解毒，方中石膏、水牛角清气凉营，黄芩、黄连、板蓝根清热解毒，石斛、玄参清热生津。若大便困难，加大黄泻火解毒通便。若咽喉糜烂化脓，用珠黄散吹喉清热解毒利咽。

7. 哪些猩红热可以辨证为阴虚型（恢复期）？又该怎么辨证调养呢？

一般该证型患儿不发热或仅有低热，咽痛肿痛糜烂减轻，皮疹逐渐退去，口干唇燥，食欲差。可服用沙参麦冬汤养阴生津、清热润喉，方中沙参、麦冬、玉竹养阴润燥，芦根、天花粉等清热生津止渴。若有低热，加地骨皮、青蒿清虚热。若食欲差，加鸡内金、神曲健脾开胃。

8. 治疗猩红热，常用的中成药有哪些？

（1）清热散结片

功效主治：具有消炎解毒，散结止痛作用。适用于咽喉肿痛患儿。

用法用量：每天 3 次，每次 5 片，口服。

（2）西瓜霜喷剂

功效主治：具有清热解毒，消肿止痛作用。适用于咽喉肿痛患儿。

用法用量：每天3次，每次取少许药吹喉中。

（3）蒲地蓝口服液

功效主治：具有清热解毒，抗炎消肿作用。适用于邪犯肺卫型、邪入气营型患儿。

用法用量：每天3次，每次1支，口服。

（4）板蓝根冲剂

功效主治：具有清热解毒，凉血利咽作用。用于肺胃热盛所致的咽喉肿痛、口咽干燥，适用于邪犯肺卫型、邪入气营型患儿。

用法用量：每天3次，每次1包，开水冲服。

（5）锡类散

功效主治：具有清热解毒，消肿利咽作用。用于咽喉肿痛糜烂。

用法用量：取药少许吹喉中，每天2～3次。

（6）珠黄散

功效主治：具有清热解毒功效。用于咽喉红肿，溃烂时。

用法用量：吹于患处，每天2～3次。

9. 穴位按摩治疗猩红热，可以选择哪些穴位?

（1）推坎宫：适用于邪犯肺卫型患儿。

位置：自眉头起沿眉向眉梢成一直线。

操作：操作者用两拇指桡侧自患儿眉心向眉梢做分推，每天推50～100次。具有疏风解表、醒脑止痛作用。

（2）开天门：适用于邪犯肺卫型患儿。

位置：位于两眉中（印堂）至前发际成一直线。

操作：操作者两拇指交替由小儿两眉头之间向上直推至额上前发际处。每天1次，每次3～5分钟。具有疏风解表、醒脑安神作用。

（3）小天心：适用于邪犯肺卫型患儿。

位置：儿童手指的掌根部，为大小鱼际交界处的凹陷中。

操作：操作者用左手稳定住小儿的左手，使之相对暴露、稳定，用右手拇指或其他手指指端蘸滑石粉按住小天心穴左右揉，或上、下、左、右揉之。每天1次，每次3～4分钟。具有清热镇惊解表作用。

（4）拿曲池：适用于邪入气营型患儿。

位置：屈肘成直角，当肘弯横纹尽头处。

操作：操作者用拇指和食指、中指的指腹对合，紧挟患儿曲池部位，并稍加提起。每天1次，每次2～3分钟。具有清热解毒作用。

（5）退六腑：适用于邪入气营型患儿。

位置：前臂尺侧，阴池至少海成一直线。

操作：操作者用拇指或食、中指面自患儿肘推向腕部。每天1次，每次100～200推。退六腑性寒凉，可用于一切实热病证。

10. 适合猩红热患儿的饮食药膳有哪些?

（1）利咽解毒茶：具有清热解毒利咽功效。

原料：蒲公英15 g，薄荷3 g，胖大海12 g，金银花12 g。

做法：将蒲公英、薄荷、胖大海、金银花洗净，沸水冲泡10分钟，即可喝。每天1次，一天饮完。

（2）鱼腥草粥：具有清热解毒，利咽作用。

原料：鱼腥草30 g，大米80 g，冰糖适量。

做法：将鱼腥草洗净，放入锅中，加入清水适量，浸泡10分钟后，水煎取汁，加大米煮粥。待粥熟时加入适量冰糖，再煮一、二沸即可服用。每天1剂，连续服用5天。

（3）沙参麦冬老鸭汤：具有滋阴补肾作用。

原料：北沙参30 g，麦冬20 g，老鸭1只，适量精盐、料酒、葱花末。

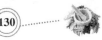

做法：将北沙参、麦冬洗净放入纱布袋,老鸭清理干净、洗净一同放入砂锅,加足量水,大火煮沸,加入料酒,改用小火煲 1 小时,取出药袋,加葱花末少许,继续用小火煮至老鸭肉熟烂如酥,加入精盐,即可服用。

(4) 冬瓜汤:适合小便短赤、口渴的宝宝。

原料:新鲜冬瓜 500 g,少许盐。

做法:把冬瓜切成丝,放入锅内加水慢火煨汤,汤好后加一点点盐即可。

(5) 炒萝卜丝:适合发烧后食欲不佳的宝宝。

原料:适量白萝卜。

做法:白萝卜洗净后切成丝。把切成丝的白萝卜酌情加葱油、白糖、盐拌匀,炒熟即可。

(6) 参麦绿豆粥:适用于杨梅舌(猩红热后期)明显的宝宝。

原料:沙参 15 g,麦门冬 10 g,绿豆 500 g,粳米 50～100 g。

做法:将沙参和麦门冬用水煎,取汁 500 ml,与绿豆、粳米一起按常用的方法煨粥。

(7) 菊花山楂金银花芦根茶:具有清热解毒消食作用。适用于风疹、猩红热等。

原料:菊花 10 g,山楂 6 g,金银花 10 g,芦根 15 g。

做法:将菊花、山楂、金银花、芦根放入砂锅中,加水煮取汁液饮用。

(8) 荸荠水:性寒凉,能化痰、清热。对猩红热、热性咳嗽伴有咽痛者效果好。

原料:2～3 只荸荠。

做法:取 2～3 只荸荠去皮,切成薄片,放入锅中,加一碗水,在火上烧 5 分钟即可。

(9) 金银花荷叶西瓜皮饮:具有清热利湿解表作用。适用于猩红热、水痘、手足口病等。

原料：金银花 10 g，荷叶 15 g，薄荷 6 g，西瓜皮 60 g(切碎)。

做法：煎西瓜皮，后下其余诸药，共煎汤取汁，少加白糖调味即可。

（10）绿豆薄荷汤：具有清热解毒、利咽生津功效。

原料：绿豆 50 g、薄荷 3 g。

做法：绿豆 50 g，加水两碗煮沸后，再煮半小时，取汁一碗，再加薄荷 3 g，共煮数分钟，滤渣，频频饮用。

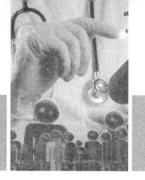

第十章
泌尿道感染

　　小儿尿路感染,是指泌尿道感染,细菌等病原体直接侵入尿路,在尿液中生长繁殖,并侵犯尿路黏膜或组织而引起损伤,分为症状性泌尿道感染和无症状性菌尿。女性泌尿道感染发病率普遍高于男性,但在新生儿或婴幼儿早期,男性发病率却高于女性。小儿尿路感染分上尿路和下尿路感染。前者指肾盂肾炎,后者指膀胱炎和尿道炎。上尿路感染以发热、寒战、腹痛、呕吐等全身症状突出,并有腰痛、肾区叩击痛。下尿路感染则有膀胱刺激症状,如

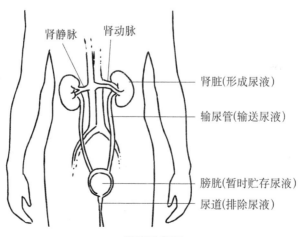

肾静脉　　　肾动脉

肾脏(形成尿液)

输尿管(输送尿液)

膀胱(暂时贮存尿液)

尿道(排除尿液)

尿路示意图

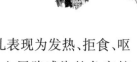

尿频、尿急、尿痛,少数有血尿及遗尿,婴幼儿表现为发热、拒食、呕吐、腹泻、排尿时哭闹等全身症状较明显。上尿路感染的危害较大,以婴幼儿发病率最高,反复感染可形成肾瘢痕,严重者可致继发性高血压和慢性肾衰竭。

小儿尿路感染因年龄和感染部位不同而异,主要有 3 种表现形式:一是急性肾盂肾炎。新生儿多以全身症状为主,如发热、面色苍白、吃奶差、呕吐、腹泻、体重不增长等,多伴有黄疸,严重者甚至出现嗜睡、烦躁,甚至惊厥等情况,多数患儿常合并败血症。婴幼儿,以发热最突出,伴全身症状及黄疸、神经系统症状如精神萎靡、昏睡、甚至惊厥。儿童期,症状与成人相似,发热、寒战、腹痛等全身症状突出,尿频、尿急、尿痛、排尿困难等尿路刺激征明显。二是急性膀胱炎,多为年长女孩,有尿频、尿急、排尿困难、排尿不尽、尿失禁等症状,另外,有时尿恶臭和外阴部湿疹,膀胱炎全身症状不明显。三是无症状性菌尿,小儿尿培养阳性,而无任何感染的临床症状。学龄女孩较常见,若不治疗可能发展为有症状的尿路感染。

婴幼儿尿路感染多由于使用尿布,尿道口容易受大便污染。加之小儿抵抗力差,女孩尿道短更易发生感染。部分小儿由于尿道畸形,导致局部引流不畅而发生感染,对于<2 岁尿路感染伴发热无论男孩女孩均建议行尿路 B 超检查。急性期需卧床休息,鼓励患儿多饮水以增加排尿量,女童还应注意外阴部的清洁卫生。鼓励患儿进食,供给足够的热卡、丰富的蛋白质和维生素,处理便秘。对高热、头痛、腰痛的患儿应给予解热镇痛剂缓解症状。对尿路刺激症状明显者,可用山莨菪碱等抗胆碱能药物或口服碳酸氢钠碱化尿液。此外,要根据不同部位及药敏试验选择敏感的抗生素,遵循儿科用药的特点。最好能在应用抗菌药物之前留取尿标本送细菌学检查。若没有药敏试验结果,对上尿路感染或急性肾盂肾炎推荐使用二代以上头孢菌素及其增效稳定剂、氨苄西林/棒

酸、阿莫西林/克拉维酸钾等。

对于大多数慢性尿路感染患儿,随着尿路畸形的矫正和积极的抗感染治疗,尿路感染急性发作的次数可明显降低,肾瘢痕形成的风险减少。仅少数起病年龄早,就诊时已有广泛肾瘢痕形成的慢性尿路感染的小儿,会发展成高血压、进行性肾损害,直到慢性肾衰竭。所以,对儿童,尤其婴幼儿的尿路感染要引起足够的重视。

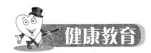

一、 饮食指导

1. 小儿尿路感染饮食方面应注意哪些事项?

首先要多饮水,每天 1 500～2 000 ml 以上。饮水可增加尿量,对感染的泌尿道有"冲洗"和清洁作用。宜吃清淡、富含水分的食物,提倡进食各种蔬菜、水果,因其含有丰富的维生素 C 和胡萝卜素等,有利于炎症消退和泌尿道上皮细胞的修复。还可以选择有清热解毒、利尿通淋功效的食物,如菊花、荠菜、马兰头、冬瓜等。

2. 小儿尿路感染有哪些食物禁忌?

忌胀气之物,胀气之物包括牛奶、豆浆、蔗糖等。忌发物,发物(如猪头肉、鸡肉、蘑菇、带鱼、螃蟹、竹笋、桃子等)。忌助长湿热之品,包括酒类、甜品和高脂肪食物。尿路感染的饮食忌辛辣刺激之物,这些食物可使尿路刺激症状加重,排尿困难。忌酸性食物,酸性食物包括猪肉、牛肉、鸡肉、鸭、蛋类、鲤鱼、牡蛎、虾,以及面粉、大米、花生、大麦、啤酒等。尿的酸碱度对细菌的生长、药物的抗菌活力都有密切关系,忌食酸性食物的目的,是使尿液呈碱性环境,增强抗生素的作用能力。尿路感染时禁食高糖食物,因糖类在体内也可提高酸度,故含糖量高的食物也需限制。

二、 用药指导

1. 儿童的泌尿道感染一般需要多长时间的抗生素治疗?

泌尿道感染在 1 岁以下常可以引起感染性休克等严重的并发症。儿童的泌尿道感染通常不能像大人一样可能很明确地定位于上泌尿道或下泌尿道,按照诊治规范,对所有的泌尿道感染的儿童一般均给予 7～14 天的抗生素治疗。家长常常会认为长期的抗生素治疗对孩子有不良影响,而很少能坚持治疗,最后可能导致反复发作的泌尿道感染。临床资料分析显示:与短疗程治疗(≤3 天)相比,长疗程(7～14 天)抗生素治疗的失败率较低,而且再感染率不增加。

2. 为什么说儿童的泌尿道感染较成人需更长时间的抗生素治疗?

短时间的治疗最后可能导致反复发作的泌尿道感染。如果用药时间太短,在感染到达上泌尿道以前,儿童没有明显的症状,而到儿童被诊断出有泌尿道感染的时候,经常是感染已经影响了上泌尿道——这需要深入的抗生素治疗。另外,由于儿童的解剖异常和(或)膀胱输尿管的反流,有泌尿道感染的儿童,更易患隐匿性肾盂肾炎和肾脏纤维化——这更需要深入的抗生素治疗。所以儿童的泌尿道感染较成人需更长时间的抗生素治疗。

3. 对于反复泌尿系感染患儿应该预防性地应用抗生素吗?

反复泌尿系感染患儿国内主张应用预防性抗生素 3～6 个月,合并膀胱输尿管反流者建议预防性抗生素治疗＞6 个月。建议对高级别的反流、双侧膀胱输尿管反流和非大肠埃希菌引起的初次感染者,应考虑长期应用预防性抗生素。预防性抗生素的选择建议首选呋喃妥因、甲氧苄啶或复方磺胺甲唑,特殊情况下应用头孢

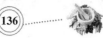

类抗生素。若Ⅰ级和Ⅱ级反流患儿没有反复泌尿系感染,不建议应用预防性抗生素。

4. 小儿泌尿道感染常用药物有哪些?

(1)呋喃妥因剂量为每天 8～10 mg/kg,分 3 次口服。可引起胃肠反应,宜在饭后服用。

(2)磺胺药常用制剂为复方磺胺甲唑,其剂量为每天 50 mg/kg,分 2 次口服,一般疗程 1～2 周。因在尿中形成结晶故应多饮水,并注意有无血尿、尿闭、药物疹等。

(3)还可选用氨苄西林、阿莫西林、头孢菌素类等抗生素。

5. 小儿尿路感染如何减轻服药期间的食欲减退?

在用药期间,应按医嘱应用抗菌药物,注意药物不良反应。因为口服抗菌药物可出现恶心、呕吐、食欲减退等现象,饭后服药可减轻胃肠道不良反应。若不良反应仍明显,必要时减量或更改其他药物。磺胺药服用时应多喝水,并注意有无血尿、尿少、尿闭等。

三、 护理指导

1. 防范小儿泌尿感染,应该注意什么?

给孩子多饮水,孩子能每 2～3 个小时,排尿一次,以利冲洗膀胱和尿道;每次大便后进行清洗臀部,女婴外阴冲洗,一定应从前向后冲洗,每次大小便均应更换尿布,可选用透气性好的一次性纸尿布,也可以选用透气好的棉布,棉布经常煮沸;幼儿应当单独有自己的毛巾和澡盆;男孩应注意清洗包皮内污垢,最好每天更换内裤;幼儿应尽早训练自行排便,不穿"开裆裤"。治疗后应注意 3 次尿常规随访,结果无异常才考虑停药。

2. 小儿泌尿道感染的一般护理措施有哪些?

急性期卧床休息。高热时应给予清淡易消化的半流质;无发热者给予富含营养的普通饮食。大量饮水,必要时静脉输液以增加尿量,减少细菌在尿道的停留时间,促进细菌毒素及炎性分泌物排出。保持外阴清洁,勤换内裤,婴幼儿勤换尿布,3%硼酸坐浴每日 2 次。保持皮肤清洁,避免汗腺阻塞,可用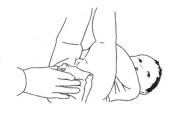温热水擦浴,并及时更换被汗液浸泡的衣被。幼儿不穿开裆裤,便后清洗臀部,保持清洁。女婴清洗外阴时应从前向后擦,避免污染机会。

3. 小儿泌尿道感染出现体温过高怎么办?

出现体温过高时,应该每 4 小时测体温 1 次,并准确记录。对于 6 个月以下患儿以物理降温为主。体温>38.5℃时,给予物理或药物降温。30~60 分钟测体温一次,并记录。

4. 如何预防小儿尿路感染的发生?

每天清洁外阴,婴幼儿勤换尿布,便后清洁臀部,女孩清洁会阴时应从前向后擦洗,不穿开裆裤,以免增加污染机会。根治蛲虫,减少感染机会及局部刺激。及时矫治尿路畸形。

5. 怎样正确收集尿培养标本?

尿培养留尿时,常规清洁消毒外阴,取中段尿及时送检,婴幼儿用无菌尿袋收集尿标本;如疑其结果不可靠可行耻骨上膀胱穿刺抽取尿标本;非不得已方行导尿,必须严格消毒,以免插管时将前 1/3 尿道细菌带入膀胱。

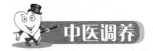

1. 中医对小儿尿路感染是怎样认识的?

尿路感染是小儿常见的泌尿道疾病,由于细菌侵入泌尿道引起,常见病原菌有大肠埃希菌、变形杆菌、产气杆菌等。临床以尿频、尿急、尿痛、发热等为特征。小儿时期以女孩较多见,且易反复感染。本病属中医"淋证"范畴。

2. 小儿尿路感染的病因病机是什么?

急性尿路感染以实证为主,多因感染湿热之邪所致,发病较急。湿热内蕴,下注于膀胱,湿热之邪客于肾与膀胱,气化不利,开合失司排尿失常,则有尿频、尿急、尿痛等症。湿热久稽,耗伤正气而出现脾肾损伤,或肾阴不足,或脾肾两虚,且常虚实夹杂,导致正虚邪恋。若肾与膀胱血络受损,则可导致血不循经而为血尿。脾肾气虚日久,损及脾肾之阳,阳不化气,气不化水,又出现水肿。脾肾气虚日久,卫外不固,又易感染外邪,使尿频之症反复发作,使病情加重。

3. 小儿尿路感染有哪些辨证分型? 如何用药?

(1) 湿热下注型:症见起病较急,小便频数,短赤浑浊,尿时哭闹,伴有发热、口干、恶心呕吐、舌质红、苔薄腻微黄或黄腻,脉数有力(3周岁以内小儿指纹沉、紫)。除上述症状外,稍大患儿还常述尿道灼热疼痛,夜尿淋漓,小腹坠胀,腰部酸痛,头痛身痛。治法:清热利湿。方剂:八正散加减。车前子 3 g,瞿麦 3～9 g,萹蓄 3～9 g,滑石 5～10 g,山栀子 3～9 g,炙甘草 3～9 g,大黄 3～9 g,灯心草为引。每天 1 剂,水煎取药液 50～150 ml 分 2 次口服。

(2) 肝胆湿热型:症见尿色黄赤染布,频数,恶心呕吐,头痛目赤,婴儿则时时啼哭不安,稍大患儿则述口苦咽干,肋痛。舌质红,苔黄腻,脉弦数。治法:清肝胆实火、泻下焦湿热。方剂:龙胆泻肝汤加减。龙胆草 3～9 g(酒炒),黄芩 3～9 g(炒),栀子 3～9 g(酒炒),泽泻 3～9 g,当归 1～3 g(酒炒),生地黄 3～6 g(酒炒),柴胡 2～6 g,生甘草 2～6 g。每天 1 剂,水煎取药液 50～150 ml 分 2 次口服。

(3) 心经火热型:症见口渴面红或口舌生疮,尿赤不爽而数。婴儿时时惊扰啼哭,稍大患儿则述心胸烦热,意欲冷饮,小便短赤刺痛。舌红,脉数(3 岁以内患儿指纹沉、色紫)。治法:清心利水。方剂:导赤散加减。生地黄 5～12 g,生甘草梢 3～6 g,竹叶 3～6 g。每日 1 剂,水煎取药液 50～150 ml 分 2 次口服。

4. 小儿尿路感染平时如何进行食疗?

(1) 绿豆粥:绿豆 50 g,粳米 50 g,白糖适量。将绿豆洗净,用水浸泡 8 小时,强火炖沸后改用文火煮至绿豆破裂,加入粳米继续熬煮至烂。加入白糖。每天 2 次,每次 1 碗,作早餐及午后点心食用。夏季可作冷饮频食。适应证:小便不通、淋滴。

(2) 鸡头粥:粳米 50 g,鸡头米(即芡实米,为芡实的种仁) 30 g。将鸡头米研碎同粳米一起煮粥。早晚食用。适应证:脾虚小便频数、尿浊。

(3) 鸭肫皮粥:粳米 50 g,鸭肫皮(又称鸭内金)1 只,白糖适量。将鸭肫皮洗净,用文火炒黄或焙干,研为细末备用。粳米煮粥,成粥后加入鸭肫皮粉,再煮一沸,食用时加白糖调味。每天 2 次,每次一碗。作早、晚餐,温热食用。适应证:小便频数。

(4) 青小豆麦粥:小麦 50 g,青小豆 50 g,通草 5 g。先以 500 ml 清水煮通草,去渣后再加入洗净的青小豆和麦粒共煮成粥。作早餐食用。适应证:急性泌尿道感染。

(5) 蒜豉蒸饼:蒸面饼、大蒜、淡豆豉各等量。将 3 种原料共捣融制成丸,如绿豆大。每天 2～3 次,每次 3～4 g(30～40 粒),用米汤送服。适应证:淋证。

(6) 大麦姜汁:大麦 100 g,生姜 15 g,蜂蜜少许。大麦、生姜洗净,用清水煎汁,弃渣,加蜂蜜调味,分 3 次饭前服用。适应证:小便淋滴涩痛。

(7) 玉米须车前饮:玉米须 50 g,车前子 20 g,生甘草 10 g。车前子用纱布包好,与玉米须、生甘草一起置砂锅内,用 500 ml 清水煎取汁液 400 ml,每天 3 次。适应证:急、慢性尿道炎、膀胱炎,湿热引起的小便不利等症。

（8）薏米粳米粥：薏米 30 g，粳米 50 g，白糖适量。薏米、粳米分别淘洗干净，入锅用清水煮粥，粥成后加白糖调味。每天 2 次，每次 1 碗，10～15 天为 1 个疗程。适应证：泌尿道感染，小便淋漓涩痛，淋浊。

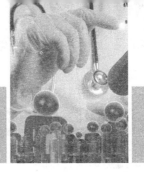

第十一章
小 儿 惊 厥

惊厥是指全身或局部骨骼肌群突然发生不自主收缩,以强直性或阵挛性收缩为主要表现,常伴意识障碍。惊厥是儿科常见急症,以婴幼儿多见,反复发作可导致脑组织缺氧性损害。小儿惊厥表现有突然起病、意识丧失、头向后仰、眼球固定上翻或斜视、口吐白沫、牙关紧闭、面部或四肢肌肉呈阵挛或强直性抽搐,严重者可出现颈项强直、角弓反张,呼吸不整、青紫或大小便失禁。惊厥持续时间数秒至数分或更长。继而转入嗜睡或昏迷状态。发作停止后不久意识恢复。多发高热惊厥将会对脑部造成不同程度的损害,如高热惊厥时间较长且频繁发作。多数患儿会出现昏睡现象,有的则在体温不很高(38℃以下)时也发生惊厥。

引起惊厥病因众多复杂,大体上可分为感染性和非感染性两大类,感染性病因分为颅内及颅外感染两类,其中颅外感染中的热性惊厥是儿科最常见的急性惊厥,儿童期患病率3%~4%,首次发作年龄为6个月~3岁,常发生在发热性疾病初期体温骤然升高(大多39℃以上)时,70%以上与上呼吸道感染有关,在一次发热性疾病过程中大多只发一次,个别有两次发作,约50%的患儿会在今后发热时再次或多次热性惊厥发作,大多数(3/4)的再次发作发生在首次发作后一年内。总的情况表明,低钙惊厥、高热惊

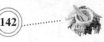

厥、颅内感染和癫痫是儿科常见的惊厥病因。惊厥患儿中,新生儿的病因主要是颅内出血,其次是低钙;婴儿主要是低钙、颅内感染、高热惊厥、癫痫;幼儿主要是高热惊厥,其次为癫痫;学龄前儿童以高热惊厥为主,学龄儿童则以癫痫为主,其次为颅内感染及中毒,其他少见。

小儿以高热引起的惊厥较多见,常常发生在体温骤然升高的第 1 天,39℃以上的高热最易发生。经过紧急处理之后,家长应立即把患儿送到医院,做进一步检查,以便及早查明原因,针对病因进行治疗。药物治疗可选用苯妥英钠或硫喷妥钠、苯巴比妥钠(新生儿首选)、地西泮,必要时 20 分钟可重复使用 1 次。针对高热者给予物理降温(>6 个月者可给予口服退热药),脑水肿者静脉滴注 20%甘露醇,静脉推注呋塞米。

为避免反复惊厥而引起的脑损伤,出院后家庭护理干预是十分重要的方法。应尽量避免发热因素。注意户外冷热情况,适当增减衣物,防止感冒。合理搭配饮食,均衡营养,增强身体素质。

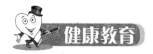

一、饮食指导

1. 小儿惊厥发作时,饮食方面有哪些注意事项?

小儿惊厥发作时,不能喂水和进食,以免发生窒息和吸入性肺炎。惊厥缓解后可给予糖水或富有营养、易消化的流质或半流汁质饮食,如鸡蛋、牛奶、藕粉、面条等。

2. 平时惊厥患儿不宜食用哪些食物?

平时惊厥患儿不宜食用酒、醋、茶叶、咖啡、巧克力和可乐等兴奋性物质,尽可能避免间接吸烟,注意避免过度疲劳或过度兴奋,以免诱发惊厥发作。高热量的食物,油炸、烘烤类食物(如面包,饼干等),巧克力,糖果,方便面,膨化食品等不能吃。温补的食物如羊肉、牛肉、狗肉也不适宜。水果中荔枝、龙眼、橘子都属于热性的,也要尽量少食。

多数父母由于患儿惊厥之后身体处于虚弱,并且给予营养饮食,大多营养食物都属于温补高热量食物,毕竟惊厥患儿对这些食物上火非常敏感,因而使许多患儿更加的内火旺盛,一旦遇到发热体温上升会更加迅速导致惊厥频繁发作。

3. 在家里,小儿惊厥饮食有哪些要点?

患儿饮食调养应该以清淡为宜,体内火不亢奋,平常以主食为主,食欲好,易吸收,顺其自然,抵抗力就可迅速增强,不易感冒发热,才能使惊厥病症得到有效控制。

惊厥患儿饮食宜清淡、富营养、易消化;惊厥发作时切忌喂食物;昏迷患儿遵医嘱鼻饲。急惊风外感风邪时,饮食清淡素食。高热时以素流食或素半流为宜,热退止惊后酌情以软饭或普通饮食。高热惊厥时或温病惊厥后,夏季给以西瓜汁、番茄汁,冬季以鲜橘汁、苹果泥;痰多时以白萝卜汁或荸荠汁。

对于慢惊风,脾虚肝亢者宜食补脾平肝之品,如茯苓饼、银耳汤、乌梅和麦冬泡水饮,忌食温热动火之品,食疗方为山药茯苓粥。脾肾阳虚证者:平时加强饮食调补,宜健脾温肾,易于消化之品,如各种新鲜蔬菜、山药、龙眼肉、红枣等,食疗方为枸杞桂圆粥。阴虚风动者可食百合、银耳、甲鱼等,食疗方为银耳羹。

4. 小儿惊厥热退后,应该如何补充营养?

小儿惊厥热退后总体饮食原则是"易消化、富有营养、少量多次和增加饮水",避免强求小儿饮食过量而导致小儿胃肠负担重。

发热时小儿体内各种营养素的消耗均增加,并且发热又使消化液产生减少,小儿的胃肠功能就会降低。小儿的胃肠功能本身就薄弱,所以在发热的小儿很容易出现食欲减退、恶心、呕吐、腹痛和腹泻等表现。尤其病程长、持续高热的孩子更应注意补充营养，因此，在每次热退后精神、食欲好转时及时给孩子加餐。食物要软、易消化、清淡，如米汤、稀粥、乳制品、豆制品、蔬菜、面条等；发热是一种消耗性病症，还应给小儿补充含高蛋白质的食物，如肉、鱼、蛋等，但要少荤少油腻食物；也可吃少量水果。饮水、饮食都要少量多次，切不可暴饮暴食。

二、 用药指导

1. 小儿惊厥发作时可以用地西泮吗?

地西泮是一种有效的抗惊厥药物，对惊厥持续状态最有效，且较安全，故为首选药物。地西泮与其他惊厥药相比，对呼吸中枢抑制作用较小，且见效较快。静脉注射后可速进入中枢而生效，但作用时间短，必要时可 20 分钟后再重复 1 次。本药有抑制呼吸的可能，尤其对曾使用过巴比妥类药者，更应注意。

2. 为什么说肝肾功能不良的患儿慎用苯巴比妥?

苯巴比妥(鲁米那)小剂量有镇静作用，大剂量有抗惊厥、催眠作用。本药作用较慢，但维持时间较久，约 8 小时，一般无不良反应，可用作维持治疗，巩固疗效。因本药需经肝脏氧化破坏，经肾脏排泄，对于肝肾功能不良的患儿应慎用。

3. 为什么说1周岁以下婴儿应慎用异戊巴比妥?

异戊巴比妥有引起中枢性呼吸麻痹的不良反应，所以要慎用，使用时要先备好气管插管和人工呼吸机，特别是 1 周岁以下婴儿以及有呼吸衰竭倾向者更应慎用。

4. 在家里，家长如何应用药物抗惊厥治疗?

家中自备常用退热药，可口服对乙酰氨基酚或布洛芬混悬液(美林)。退热效果好，不良反应少，口味佳，易于儿童接受。必要时可以两药交替使用。对有惊厥反复发作倾向者，可于发热开始时积极使用退热药同时使用地西泮,连用 2～3 天,或直到本次原发病体温恢复正常为止。

切忌:小儿发热时不作任何处理(应做以上的降温处理)而直接用衣被包裹严实送往医院,这样热不易散出会导致高热惊厥。

三、护理指导

1. 家中有惊厥病史患儿,家长应该注意哪些方面? 掌握哪些知识?

家长在平时应为患儿提供足够的水分和营养,合理搭配饮食,培养患儿养成良好的生活习惯,生活具有规律性,有充足的休息和睡眠,增强身体免疫能力。家长在与患儿接触的过程中,应认真观察其表现,防止患儿已经出现惊厥,家长才获知其已出现高热症状。若家长发现患儿呼吸较快、面色潮红及额头发热,应及时为其测量体温,尤其是有惊厥史的患儿,家长更应该注意观察其日常表现。

应掌握物理降温方法,当在家中发现患儿出现高热时,可采取物理降温的方式降低患儿的体温。常用的物理降温方法有松解衣被,温水擦浴、自制冰袋、退热贴等从而快速将患儿的体温控制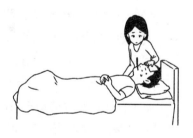在 38℃ 以下,对于病情较重的患儿,应及时送医救治。

2. 发现孩子有高热症状,怎么办?

患儿家属一旦发现孩子有高热症状,应尽快将其体温控制在38℃ 以下,采取适当的物理降温措施,松解衣被,给予温水浴,水温在 32～34℃,冷毛巾或退热贴置头部。患儿发高热,体温＞39℃时,服退热药的同时可以用自制冰袋置于头部、腋下、腹股沟等大血管处。

3. 患儿在家突然发生惊厥,怎么办?

（1）把患儿平放在床上,头偏向一侧,防止口腔分泌物或呕吐物流入气管内引起窒息。为患儿松解衣领裤带,以免影响呼吸。不要将患儿紧抱在怀中,也不要摇晃呼唤孩子,保持安静,禁止一切不必要的刺激。

（2）在肩颈部垫小毛巾或小枕头,稍微抬高肩颈部,使头轻微后仰,可以防止舌根后倒,以通畅气道,去除口、鼻、咽部的分泌物或痰液。

（3）将包裹好布条或手绢的牙刷柄或筷子从患儿的口角处塞于上、下牙之间,既可防止患儿舌根后倒引起窒息,也可防止惊厥时咬伤舌头。患儿牙关紧闭时不要强行撬开,以免损伤牙齿。

（4）用大拇指按压患儿的鼻下人中穴(鼻唇沟上 1/3 与下 2/3 交界处)、双手虎口部的合谷穴(大拇指与食指指骨分叉处)止惊。患儿的四肢正在抽搐时可以轻轻扶住手脚,但不要用力按压来制止抽搐,否则会造成小儿的手脚损伤,如骨折或脱臼等。

（5）惊厥停止后,应立即将患儿送往附近的医院,作进一步检查,及早查明原因,针对病因进行治疗。注意就近求治,切忌自行长距离跑去大医院;也可电话求助"120"或当地附近医院的急救电话。惊厥未停止最好不要搬动或急着送往医院。

（6）在送往医院的途中,注意观察孩子的表现,不要将孩子过分包裹,应将口鼻暴露在外,以免发生窒息。

4. 孩子发热必须去医院吗? 哪些情况必须去医院?

孩子发热时,注意孩子的精神状态。如果孩子发热虽高,但精神尚好,服药退热后仍能笑能玩,与平时差不多,说明孩子病情不重,可以放心在家中调养。若孩子精神萎靡、倦怠、表情淡漠,则提示病重,应赶快去医院。

观察孩子面色。如果孩子面色如常或者潮红,可以安心在家中护理;若面色暗淡、发黄、发青、发紫,眼神发呆,则说明病情严重,应送医院。

观察孩子有无剧烈、喷射性呕吐,如有说明颅脑病变,应去医院。

查看皮肤有无出疹,若有则提示传染病或药物过敏;查看皮肤是否发紫、变凉,若存在则提示循环衰竭。这两种情况均需再去医院。

观察孩子有无腹痛和脓血便,不让按揉的腹痛提示急腹症,脓血便提示痢疾等,也必须上医院。

5. 如果孩子仅有高热,没有各种并发症出现,在家如何处理?

如果孩子仅有高热,没有各种并发症,尽管退热缓慢,或者时有反复,也不必担心,应该耐心在家中治疗、护理,可采取如下措施:保持环境安静、舒适、湿润,室内定时通风,成人不要吸烟。发热是机体对抗外来微生物入侵的保护性反应,有益于增强机体抵抗力,38.5℃以下的体温不必服退热药。只有体温超过38.5℃以上,才需采取退烧措施。病儿的衣服不宜穿得过多,被子不要盖得太厚,更不要"捂汗",以免影响散热,使体温升得更高。要鼓励孩子多喝开水,多吃水果。发热后孩子食欲减退,可准备一些可口和易于消化的饭菜,选择孩子体温不高或吃药退热的时机进食,但不要吃得太饱。保持大便通畅。

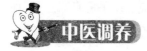

1. 中医如何认识小儿惊厥?

根据其临床表现分为急惊风与慢惊风两类。急惊风来势急暴,但在惊厥发作之前,常有发热,呕吐,烦躁,摇头弄舌。时发惊啼或昏迷嗜睡等先兆症状,但为时短暂或不易察觉。发病时主证

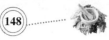

特点为身体壮热,痰涎壅盛,四肢拘急,筋脉牵掣,项背强直,目睛上视,牙关紧急,唇口焦干,抽搐昏迷,常痰、热、惊、风四证并出。慢惊风一般属于虚证,多起病返慢,时抽时止,有时仅表现摇头,或面部肌肉抽动,或某一肢体抽搐,患儿面色苍白或萎黄。精神疲倦,嗜睡或昏迷,体温不高,甚则四肢发冷。

2. 中医治疗急惊风与慢惊风的原则是什么?

急惊风的治疗原则,以清热、豁痰、镇惊、熄风为四大基本方法。慢惊风治疗原则,重在治本,以温中健脾、温阳逐寒、育阴潜阳、柔肝熄风为主。

3. 小儿高热惊厥发作之时,可以用哪些中药?

小儿高热惊厥发作时,热势较高,四肢抽搐,两目直视。持续3～5分钟后一般能够缓解。抽搐缓解后,患儿发热仍很高,这时如不积极退热,可能还会再次发生惊厥。在这种情况下,中医治疗应采用清热解毒,平肝息风的方法。中药可选用羚羊角、生石膏、钩藤、菊花、生地、桑叶、寒水石、黄芩、郁金等;也可以选用牛黄镇惊丸、救急散、小儿牛黄散等中成药;还可以用羚羊角粉冲服。

4. 小儿高热惊厥缓解后,发热渐退,病情平稳之后,如何辨证治疗?

中医应根据患儿所患疾病,临床主要证候特点,进行辨证治疗。如果是因为一般感染性疾病导致的惊厥,中药治疗应侧重清热解毒。如果是某种传染病导致的惊厥,中药应针对不同的传染病进行治疗。在治疗原发病的同时,中药应加用平肝息风之品,如钩藤、生牡蛎、僵蚕、地龙、全蝎、蝉蜕等,这样可使肝风平息,阴阳平衡,避免惊厥再度发作。

5. 为什么孩子反复发作惊厥?

有的孩子高热惊厥反复发作,这是因为惊厥缓解后脏腑功能没有得到调理,或者余邪仍然存在。因此,提醒家长们注意,孩子高热惊厥以后应该用中药进一步调理,以防惊厥反复发作。

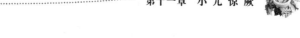

6. 患儿在家中或途中出现抽搐,可以应用哪些穴位急救?

如患儿在家中或途中出现抽搐,应立即以拇指甲掐患儿的人中穴;以另一拇指甲掐患儿合谷穴,同时将患儿头偏向一侧,防止反流物误吸;将指头用纱布或手帕包住置于患儿上、下臼齿之间,以防止咬伤舌。

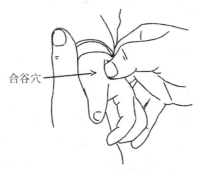

合谷穴

7. 小儿高热惊厥发作可以针灸哪些穴位?

小儿高热惊厥发作的时候,按压或针刺人中穴可以缓解惊厥。如针刺人中穴后抽搐未见缓解,可同时针刺涌泉穴。经针刺小儿抽搐缓解后,应用针灸进行退热治疗,针灸治疗小儿高热亦有很好的效果。针刺退热一般常用穴位有风池、大椎、曲池、合谷等。

8. 平时惊厥患儿可以吃鸡蛋吗?

鸡蛋黄性温,味甘,有滋阴、宁心安神的作用,治疗阴虚引起的心烦不寐,胃逆呕吐,鸡蛋黄加乳汁适量服用有治疗惊厥的作用,鸡蛋黄常用来治疗高热或热病后期,阴津枯竭、筋脉失养而致手足抽动等内风症状。鸡蛋可补虚损,益精气,润肺补肾,用于肺肾阴虚,适宜于久病体虚或虚劳的补益,并且可以安神除烦,镁和钙共同作用可用来放松肌肉和神经,从而使身心放松,避免紧张不安、焦躁易怒。

9. 小儿急惊风可以吃哪些药膳?

对急惊风,药膳只起辅助治疗作用,主要靠用清热疏风,解毒

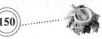

镇静的药物。常用的药膳如下。

（1）鱼鳔黄酒煎：本药膳祛风解毒，对急惊风有效。

原料：鱼鳔 15 g；黄酒 120 g。

制作：将鱼鳔、黄酒同入锅中煎煮，取液汁，于抽搐间隙灌服。每天数次。

（2）蝉蚕白糖水：本药膳疏风清热、解痉止惊。可用于急惊风。

原料：蝉衣 6 g、僵蚕 10 g、白糖 10 g。

制作：先将蝉衣、僵蚕煎水；取滤液，加入白糖。于抽搐间隙时灌服，每天数次。重者可每天服 2 剂。

10. 在惊风恢复期，应该多吃哪些食物?

中医认为，惊风与肝关系密切，故宜服甘缓之品，如《黄帝内经》里说："肝苦急，急食甘以缓之。"因此，以粳米、牛肉、大枣等甘缓食品为宜。惊风患儿的饮料，应以季节和功用的不同而选取，如夏季可饮菊花茶，以平肝清头目；或饮西瓜汁、柠檬汁、番茄汁等品，以解暑生津；冬季宜饮甘蔗浆，以益气生津；若痰多者，宜服白萝卜汁，荸荠汁或鲜藕汁等，以理气化痰。切忌过饮。慢惊风者尤当注意，以防助湿生痰加重病情。